骨転移診療
プラクティス&
ケースファイル

実践知とケースで
臨床力をアップしよう！

|編集| 柴田浩行／河野博隆／髙木辰哉

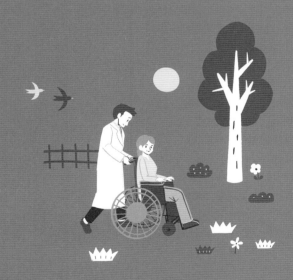

南江堂

編集

柴田浩行	秋田大学大学院医学系研究科臨床腫瘍学講座
河野博隆	帝京大学医学部整形外科学講座
髙木辰哉	順天堂大学医学部緩和医療学研究室・整形外科・リハビリテーション科

執筆（執筆順）

柴田浩行	秋田大学大学院医学系研究科臨床腫瘍学講座
山口岳彦	獨協医科大学日光医療センター病理部／病理診断科
髙木辰哉	順天堂大学医学部緩和医療学研究室・整形外科・リハビリテーション科
河野博隆	帝京大学医学部整形外科学講座
中村直樹	聖マリアンナ医科大学医学部放射線治療学講座
東　光久	奈良県総合医療センター総合診療科
篠田裕介	埼玉医科大学医学部リハビリテーション科
森岡秀夫	国立病院機構東京医療センター整形外科
佐藤健二	帝京大学医学部整形外科学講座
平畑昌宏	帝京大学医学部整形外科学講座
野田知之	川崎医科大学総合医療センター整形外科（運動器外傷・スポーツ整形外科学）
今西淳悟	帝京大学医学部整形外科学講座
稲葉吉隆	愛知県がんセンター放射線診断部・IVR部
余宮きのみ	埼玉県立がんセンター緩和ケア科
佐藤淳也	湘南医療大学薬学部薬物治療学研究室
原田浩之	東京科学大学大学院医歯学総合研究科顎口腔腫瘍外科学分野
髙山浩一	京都府立医科大学大学院医学研究科内科学教室呼吸器内科部門
髙橋俊二	がん研究会有明病院ゲノム診療部
松本隆児	北海道大学大学院医学研究院腎泌尿器外科学教室
篠原信雄	北海道大学大学院医学研究院腎泌尿器外科学教室
西森久和	広島市立広島市民病院血液内科
吉田泰一	秋田大学大学院医学系研究科臨床腫瘍学講座
藤井昭朗	帝京大学医学部放射線科学講座
山本麻子	帝京大学医学部放射線科学講座
松本嘉寛	福島県立医科大学医学部整形外科学講座
藤田宗義	帝京大学医学部整形外科学講座
杉田守礼	がん・感染症センター都立駒込病院整形外科
荒井保典	国立がん研究センター東病院放射線診断科
和田　武	帝京大学医学部放射線科学講座
近藤浩史	帝京大学医学部放射線科学講座
阿部　信	栃木県立がんセンター病理診断科
澤田良子	神戸大学医学部整形外科
時崎　暢	帝京大学医学部整形外科学講座
松井健太郎	帝京大学医学部整形外科学講座
加島義久	東京科学大学大学院医歯学総合研究科顎口腔腫瘍外科学分野
徳田深作	京都府立医科大学大学院医学研究科内科学教室呼吸器内科部門

はじめに

　本書は，骨転移診療にまだ慣れていない若手医師，看護師，そして自分の病態や治療法を知りたい患者さんが手にとって見る本です．

　骨転移は，進行したがん患者さんに潜在的に存在するものを含めると，医療者であれば誰もが遭遇する可能性のある病態です．そんな患者さんを受けもつ若手医師や看護師は，いったい何をどうすればよいのか，誰に相談すればよいのか，途方に暮れることもあるでしょう．

　一方で，骨転移診療は日々進歩しています．標準的な診療を行うことで，あなたの患者さんにたくさんの笑顔が戻ってくると思います．骨転移の治療を難しいと思われている方でも，本書が指導医として丁寧に指導してくれます．

　本書の執筆は『骨転移診療ガイドライン　改訂第2版』（日本臨床腫瘍学会編集，南江堂，2022年刊）の作成に携わったエキスパートの多くが担当しています．個々の執筆者には，"目の前にいる若手医師や看護師に直接指導をするように記述してください"とお願いしました．ですから，本書はガイドラインとは異なる，診療の現場ですぐに使える「実践書」，「指南書」です．本書とガイドラインを傍に置いて，あなたも骨転移診療のエキスパートを目指しましょう．

　2025年2月

編者一同

本書の構成・使い方

本書は，以下の3つのChapterから構成されています．

Chapter 1　骨転移診療のScene別プラクティス（診療の手順）
Chapter 2　検査・手技・処方のビジュアルガイド（図解）
Chapter 3　骨転移診療ケースファイル（症例提示）

Chapter 1

骨転移診療において想定されるさまざまな場面（Scene）をとり上げ，その際に行うべき診察・検査・手技・処方・コンサルテーションなどの流れを簡潔に解説しています．
エビデンスレベルが低い場合の対応にはエキスパートオピニオンも含まれています．

Chapter 2

検査・手技・処方の実際をビジュアルで紹介し，術式や装具などを図解しています．それぞれの項目について専門性や難易度の高さを4段階（★〜★★★★）で評価し，示しています．

Chapter 3

ケースプレゼンテーションにより保険診療に基づいた治療を紹介しています．症例はいずれも事実に基づくフィクションであり，奏効例だけでなく，難治症例や困難症例もとり上げています．読者の皆さんは，これらの症例を擬似体験することで経験値を上げてください．ただし，症例には個別に異なる要素も含まれますので，実診療において適用・実施する際には指導者と十分な検討を加えてください．

目 次

本書の構成・使い方 ………………………………………………………… iv
骨転移とは …………………………………………… 柴田浩行　x
骨転移診療のアルゴリズム ……………………………… 柴田浩行　xi
「かんたん！わかりやすい！骨転移診療ガイド」（患者・家族向け資料）のご案内………… xii

Chapter 1　骨転移診療の Scene 別プラクティス

【スクリーニング・検査 ── まずどうするか】

Scene 01　骨転移を見つけるには？ ……………………………… 柴田浩行　2
Scene 02　骨転移が見つかったらどうする？ ………………… 柴田浩行　3
Scene 03　骨転移に病理検査を行うのはどんな場合？ ……… 山口岳彦　4

【こんなときどう対応するか】

Scene 04　背部・腰部の痛みが強い ……………………………… 髙木辰哉　5
Scene 05　神経麻痺がある ………………………………………… 髙木辰哉　6
Scene 06　骨折している ……………………………………………… 河野博隆　8
Scene 07　脊髄を圧迫している（エマージェンシー） …………… 中村直樹　10

【骨転移キャンサーボード】

Scene 08　骨転移キャンサーボードを開催する
　　　　　（がんセンターや大学病院ではない場合）……………… 東　光久　11

【装具・リハビリテーション】

Scene 09　どのようなリハビリテーションを行うか？ ………… 篠田裕介　13
Scene 10　発症直後の安静度はどうする？ 装具は使用する？ ………… 篠田裕介　15

【整形外科での対応】

Scene 11　整形外科に相談する① ── スコアリングシステム ………… 髙木辰哉　17
Scene 12　整形外科に相談する② ── 鑑別と治療に関する相談 ………… 森岡秀夫　18
Scene 13　整形外科に相談する③ ── 周術期マネジメント ………… 佐藤健二・河野博隆　20
Scene 14　脊椎転移への手術はどう行われるか？ ……………… 平畑昌宏　22
Scene 15　長管骨への手術はどう行われるか？ ………………… 野田知之　23
Scene 16　骨盤骨への手術はどう行われるか？ ………………… 今西淳悟　25
Scene 17　術後のリハビリテーションはどう行われるか？ ………… 篠田裕介　27

【放射線治療科での対応】

Scene 18	放射線治療科に相談する	中村直樹	29
Scene 19	痛みの再発に追加照射を検討する	中村直樹	30
Scene 20	追加照射が困難な有痛性骨転移への対応	稲葉吉隆	31

【薬物療法・緩和ケア】

Scene 21	鎮痛薬, 鎮痛補助薬の使い方	余宮きのみ	33
Scene 22	骨修飾薬（BMA）を使う際の注意点は？	佐藤淳也	35
Scene 23	骨修飾薬（BMA）を使う際の歯科受診について	原田浩之	37
Scene 24	顎骨壊死が起きたら？	原田浩之	39
Scene 25	肺がんの骨転移の薬物療法は？	髙山浩一	40
Scene 26	乳がんの骨転移の薬物療法は？	髙橋俊二	42
Scene 27	前立腺がんの骨転移の薬物療法は？	松本隆児・篠原信雄	44
Scene 28	多発性骨髄腫の薬物療法は？	西森久和	46
Scene 29	骨髄がん症やDICが起きたら？	吉田泰一	48

【治療後のモニタリング】

Scene 30	骨転移の治療効果のモニタリングはどう行うか？	柴田浩行	50

Chapter 2　検査・手技・処方のビジュアルガイド

#01	症状・出現時期	柴田浩行	54
#02	画像検査	藤井昭朗・山本麻子	55
#03	外科的手技（椎体）① ── スコアリングシステム	松本嘉寛	57
#04	外科的手技（椎体）② ── 脊椎後方除圧術	平畑昌宏	60
#05	外科的手技（椎体）③ ── 脊椎後方固定術	平畑昌宏	62
#06	外科的手技（椎体）④ ── 経皮的椎体形成術	藤田宗義	64
#07	外科的手技（椎体）⑤ ── 腫瘍脊椎骨全摘術	杉田守礼	66
#08	外科的手技（長管骨）① ── スコアリングシステム	髙木辰哉	68
#09	外科的手技（長管骨）② ── 髄内釘固定術	髙木辰哉	69
#10	外科的手技（長管骨）③ ── プレート固定術	髙木辰哉	70
#11	外科的手技（長管骨）④ ── プロステーシス	髙木辰哉	71
#12	インターベンショナル・ラジオロジー（IVR）① ── 血管塞栓術	荒井保典	72
#13	インターベンショナル・ラジオロジー（IVR）② ── RFA，クライオ	和田　武・近藤浩史	74

#14	放射線治療	中村直樹	77
#15	装 具	篠田裕介	78
#16	痛みの種類	余宮きのみ	81
#17	骨修飾薬（BMA）の処方集	佐藤淳也	83
#18	鎮痛薬の処方集	余宮きのみ	85
#19	鎮痛補助薬の処方集	余宮きのみ	88

Chapter 3 骨転移診療 ケースファイル

【画像診断（鑑別診断）】

Case 01	脊椎転移症例の画像的特徴 — とくに MRI について	髙木辰哉	92
Case 02	骨転移による病的骨折を疑われた食思不振症による gelatinous bone marrow	藤井昭朗・山本麻子	94
Case 03	脆弱性骨折による pubic osteolysis	藤井昭朗・山本麻子	96
Case 04	掌蹠膿疱症性脊椎炎 /SAPHO 症候群	藤井昭朗・山本麻子	98

【病理診断】

| Case 05 | 病理診断により治療方針が決定され，治療が奏効した例 | 山口岳彦・阿部 信 | 100 |

【骨転移ではなかった誤診例】

| Case 06 | 乳がん脊椎転移 — 放射線照射後の脆弱性椎体骨折に注意！ | 平畑昌宏 | 102 |
| Case 07 | 乳がん患者の腰部脊柱管狭窄症 — 骨転移と変性疾患の鑑別 | 平畑昌宏 | 104 |

【骨転移キャンサーボード】

Case 08	骨転移キャンサーボードの立ち上げ・運営	東 光久	106
Case 09	骨転移キャンサーボードによる診断の変更 — 画像診断とその解釈	篠田裕介	108
Case 10	腎がんの両大腿骨転移でも自宅に帰れた例	澤田良子	110

【装具・リハビリテーション】

Case 11	腎細胞がん距骨転移 — PTB 装具が有効	澤田良子	112
Case 12	前立腺がんの多発骨転移 — 運動器管理でここまで動き続けられます	篠田裕介	114
Case 13	骨髄腫の多発椎体骨折 — 全介助から ADL 自立に至るまで	篠田裕介	116
Case 14	がん治療よりも海外美術館での個展開催を優先した例	篠田裕介	118
Case 15	乳がん胸椎転移 — リフター導入で在宅移行へ	髙木辰哉	120

【整形外科での手術】

Case 16 腎細胞がん骨転移に対する長期間の局所制御にTESを選択 … 杉田守礼 122

Case 17 高齢者の上肢は移動器官 … 時崎 暢 124

Case 18 固定力を上げたいときのセメント充填 … 松井健太郎 126

Case 19 外科的複合術 ── 徹底掻爬＋セメント充填＋髄内釘 … 今西淳悟 128

Case 20 乳がん複合的治療戦略 ── 多発骨転移にどこまで介入するか？ … 今西淳悟 130

Case 21 腎細胞がん骨転移に人工骨頭置換術を行うのはどんなとき？ … 佐藤健二・河野博隆 132

Case 22 骨幹部病変の対する人工骨幹 … 今西淳悟 134

Case 23 骨盤荷重部に対する人工関節全置換術 … 今西淳悟 136

Case 24 大腿骨近位部置換術の際に凝固系枯渇のため大量出血 … 今西淳悟 138

Case 25 乳がん治療から10年経過後の骨転移再発に対する人工股関節全置換 … 今西淳悟 140

Case 26 患肢温存を希望する患者への自家骨移植 … 今西淳悟 142

Case 27 骨梁間型骨転移では骨髄がん症に注意が必要 ── 手術の判断は慎重に … 平畑昌宏 144

Case 28 乳がん脊椎転移不全脊髄損傷→術後3日目に肺塞栓症 … 今西淳悟 146

Case 29 QODを感じた病的骨折 ── どこで，どのように人生を終えるか … 河野博隆 148

【放射線治療】

Case 30 体動時痛や神経障害性疼痛は放射線治療の得意分野 … 中村直樹 150

Case 31 脊髄圧迫に対する放射線治療 … 中村直樹 152

【インターベンショナル・ラジオロジー（IVR）】

Case 32 第12胸椎転移による動作時痛に対する動脈塞栓術 … 荒井保典 154

Case 33 多発腰椎転移の疼痛に対する動脈塞栓術 … 荒井保典 156

Case 34 放射線照射歴のある部位の骨転移に対するRFA … 今西淳悟 158

【緩和ケア】

Case 35 骨転移痛に対するオピオイド治療 ── 安静時痛と体動時痛を区別する … 余宮きのみ 160

Case 36 脊椎転移による神経障害性疼痛に対する鎮痛補助薬またはメサドンによる治療 … 余宮きのみ 162

Case 37 脊椎転移における安静度 ── 予後予測と骨転移以外の症状を検討して … 余宮きのみ 164

【骨修飾薬（BMA）の使用】

Case 38　骨修飾薬（BMA）の有害事象対策と薬剤選択 ················· 佐藤淳也　168

Case 39　デノスマブ単独でも抗腫瘍効果がある ················· 篠田裕介　170

Case 40　顎骨壊死（ONJ）の2例 ················· 加島義久・原田浩之　172

【肺がん骨転移の薬物療法】

Case 41　多発骨転移を認めた肺がん ················· 徳田深作・髙山浩一　174

Case 42　肺がん大腿骨転移 ── 分子標的薬の驚異的な奏効 ················· 篠田裕介　176

【乳がん骨転移の薬物療法】

Case 43　骨転移診断後も経過が長い乳がん
　　　　　── BMA はいつからいつまで投与すべきか ················· 髙橋俊二　178

Case 44　乳がん骨転移 ── 薬物療法の効果が期待できる ················· 篠田裕介　180

【前立腺がん骨転移の薬物療法】

Case 45　新規ホルモン療法，Ra-223，化学療法 ················· 松本隆児・篠原信雄　182

Case 46　前立腺がん頚椎転移 ── さまざまな保存的治療で軽快 ················· 髙木辰哉　184

【多発性骨髄腫の薬物療法】

Case 47　多発性骨髄腫に対する集学的治療 ················· 西森久和　186

Case 48　骨髄腫臼蓋病変でも薬物療法で歩行可能に ················· 澤田良子　188

【骨髄がん症】

Case 49　骨髄がん症を呈する多発骨転移 ················· 吉田泰一・柴田浩行　190

索引 ················· 192

謹告　編集者，著者ならびに出版社は，本書に記載されている内容について最新かつ正確であるよう最善の努力をしております．しかし，薬の情報および治療法などは医学の進歩や新しい知見により変わる場合があります．薬の使用や治療に際しては，読者ご自身で十分に注意を払われることを要望いたします．　　株式会社　南江堂

【骨転移とは】

骨転移は血管の中に浸潤したがん細胞が骨に到達し，そこに病巣が形成される病態を指します（**図1**）．血流に乗ったがん細胞は骨髄に達します．そこで，増殖するのですが，硬い骨皮質に囲まれた環境で増殖するために，周辺の単球・マクロファージ系の細胞を破骨細胞に分化誘導して，骨を溶解します（**図2**）．巣穴を拡大させて，がん細胞は増殖します．

骨の溶解が進むと，骨は安定性・支持性を失ってぐらつき，痛みが生じます．脆くなった骨は荷重などの負荷で変形したり，外力で容易に骨折を生じます（病的骨折）．脊椎に転移した場合，骨転移病巣や変形した脊椎が脊柱管に突出し，脊髄や神経根を圧迫すると麻痺の症状が生じます．また，骨から溶出したカルシウムによって，血清カルシウム値が上昇する高カルシウム血症を生じることがあります．

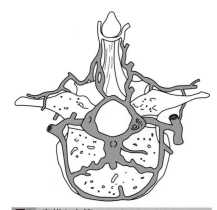
図1 脊椎と血管

このような，痛み，病的骨折，脊髄圧迫（**図3**），高カルシウム血症を骨関連事象（skeletal related event：SRE）と呼びます．痛み，病的骨折，脊髄圧迫によって患者の日常生活動作（activities of daily living：ADL）は障害され，生活の質（quality of life：QOL）が低下します．

その後，患者は廃用症候群などを呈し，生命予後に負の影響を与えます．高カルシウム血症は補正値で12.5 mg/dL以上が「重症，生命を脅かす」とされています．加えて，病的骨折や脊髄の横断麻痺には緊急対応が必要です．

骨転移の治療は，まずSRE対策を考えます．外科的治療，放射線治療，薬物療法，緩和ケア，リハビリテーション医療など複数の治療介入があり，利益が得られるというエビデンスが集積しています．そのため，複数の治療提供者による介入が必要となり，骨転移キャンサーボード（CB）などで討議のうえ過不足のない治療を提供する必要があります．

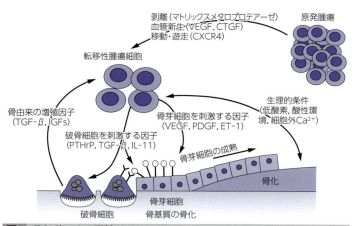
図2 骨転移による悪性サイクル
［Kingsley LA, et al：Mol Cancer Ther. 2007；6：2609-2617より引用］

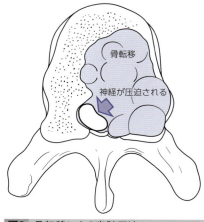
図3 骨転移による脊髄圧迫

骨転移診療のアルゴリズム

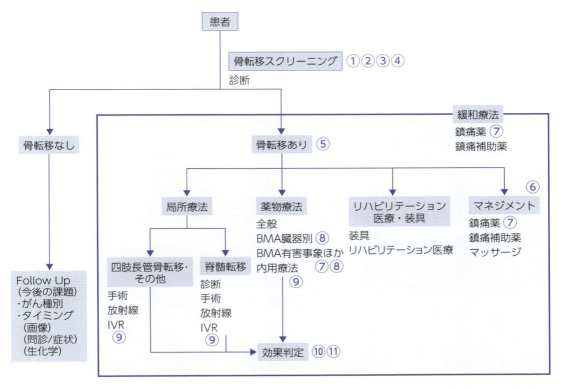

① 骨転移は血行性転移のある進行がんで起きます．とくに骨転移の頻度の高い前立腺がん・乳がん・肺がん・多発性骨髄腫などではその存在を念頭に置きます．
② 痛み，病的骨折，脊髄圧迫，高カルシウム血症などの骨関連事象（SRE）の有無を注意深く診察します．膀胱直腸障害にも注意が必要です．
③ 骨転移の存在が疑われる場合，画像診断で存在を明らかにします．
④ 病的骨折，脊髄の横断麻痺，高カルシウム血症などは緊急対応が必要です．
⑤ 外科的治療，放射線治療，薬物療法，緩和ケア，リハビリテーション医療などの介入が必要です．キャンサーボードで討議します．患者の状態や各種のスコアリング・システムを参照します．
⑥ 看護師による患者へのマネジメント教育を行います．
⑦ オピオイドなどの鎮痛薬と骨修飾薬（BMA）は長期に使用されるため，有害事象の発生には常に注意します．オピオイドの効果によっては増量やローテーションを検討します．
⑧ BMAの使用中は低カルシウム血症に注意します．デノスマブを使用する際はCaと活性型ビタミンDの補充が必要であり，薬剤師との連携が必要です．また，BMAには顎骨壊死のリスクがあるため，投与前には歯科受診が必要です．
⑨ 必要に応じて，追加治療を検討します．再手術や再照射を検討する場合，併せて骨セメントやラジオ波焼灼術（RFA）などを検討する場合があります．去勢抵抗性で骨転移のみの前立腺がんはラジウム223を検討します．
⑩ 治療効果判定は，痛みの状態，ADLやQOLを随時評価します．
⑪ 骨転移自体の評価は画像で行います．その他の転移巣や原発巣の状態や新病変の有無をCT検査などで定期的に評価します．抗悪性腫瘍薬の評価はRECIST基準に準拠するとよいでしょう．無効の場合は抗悪性腫瘍薬を変更します．

［日本臨床腫瘍学会（編）：骨転移診療ガイドライン，改訂第2版，南江堂，2022より許諾を得て改変して転載］

「かんたん！わかりやすい！骨転移診療ガイド」
（患者・家族向け資料）のご案内

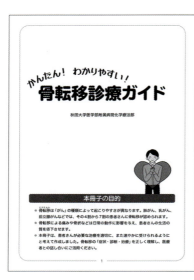

[目次]
1. 骨転移のメカニズム
   ～どのようにして骨転移は起こるのか？～
2. 骨転移の症状
   ～とくにこの症状には注意！～
3. 骨転移が起こりやすい「がん」
   ～骨転移に注意！～
4. 骨転移の診断方法
   ～写真を撮ってもらってください～
5. 骨転移の治療方法
   ～身体の状況に応じて医療者と相談を～
6. 骨修飾薬の副作用
   ～頻度は高くないですが、以下の症状に注意！～

（A4判，10ページ，フルカラー）

作成者より

この資料は骨転移診療を理解する目的で作られたものです．本書の編集に当たった柴田が書いた文章に，当時の秘書で漫画家の八神星子さんがイラストをつけてくれました．
今回，秋田大学医学部附属病院で使用されてきたものを再編集しました．骨転移診療の概要をできるだけわかりやすく記載しています．
骨転移診療に対する患者さんやご家族のご理解を助ける資料としてご活用ください．

● 以下のURLまたは二次元コードより，南江堂ホームページ内の案内画面にアクセスのうえ，ダウンロードしてご使用ください．

【https://www.nankodo.co.jp/download/9784524210893/page.html】

● 本資料は，①原作者等のクレジットを表示する，②営利目的に使用しない，③改変しない，の条件を満たせば，原作者および出版社へ届け出せずにご使用いただけます（例：プリントアウトの配布，PDFデータの複製，ホームページやSNSでの共有）．詳細については上記リンク先やPDF資料に記載の注意書きをお読みください．

Chapter 1

骨転移診療の Scene 別プラクティス

- ■ スクリーニング・検査——まずどうするか
  Scene 01/02/03
- ■ こんなときどう対応するか
  Scene 04/05/06/07
- ■ 骨転移キャンサーボード
  Scene 08
- ■ 装具・リハビリテーション
  Scene 09/10
- ■ 整形外科での対応
  Scene 11/12/13/14/15/16/17
- ■ 放射線治療科での対応
  Scene 18/19/20
- ■ 薬物療法・緩和ケア
  Scene 21/22/23/24/25/26/27/28/29
- ■ 治療後のモニタリング
  Scene 30

■ スクリーニング・検査 —— まずどうするか

Scene 01 骨転移を見つけるには？

- 骨転移は，がん細胞が血管の中に浸潤し，血流を介して骨髄に到達し，そこで増殖したものです．すべての進行がんにおいて起こりうるものです．しかし，がん種ごとに骨転移の頻度は異なります．
- 前立腺がん，乳がん，肺がんなどでは高頻度に骨転移が認められますので，とくに注意が必要です（図1）．
- 骨転移の症状には，痛み，麻痺，しびれ，骨折，高カルシウム血症があります［→p54］．これらを問診で聞くことが重要です．とくに説明のつかない痛み，夜間の痛みの増強には注意します（図1，骨転移の主な症状）．
- 半数以上（58%）が無症状で，画像検査で見つかるため，定期的な画像検査によるスクリーニングが必要です．

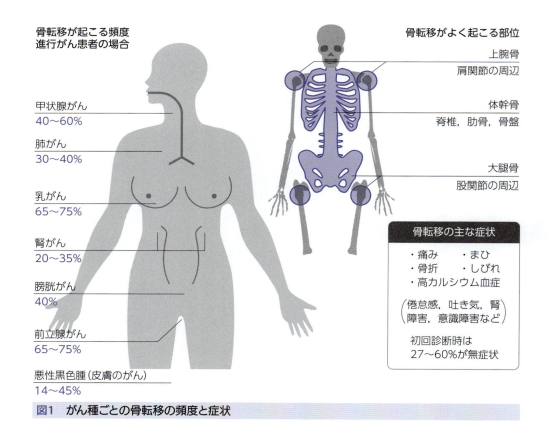

図1　がん種ごとの骨転移の頻度と症状

■ スクリーニング・検査 ── まずどうするか

Scene 02 骨転移が見つかったらどうする？

- 骨シンチグラフィー，PET，CT，MRIなどの画像検査により，多発の可能性を踏まえて全身の検索を行うほか，骨の状態，神経などの周辺組織への影響を調べます（図1）[➡p55]．
- さらに，骨関連事象（SRE：痛み，骨折，麻痺，高カルシウム血症）やADLを評価します．
- 整形外科に相談して安静度，免荷，外科的介入の適否を判断してもらい[➡p17,18]，放射線治療科や緩和ケア科にも同時に相談します[➡p29]．複数の診療科による介入が必要であるため，キャンサーボード（CB）で一括討議を行うと便利です[➡p11]．
- 原発巣が同定されている場合は状況に応じて抗悪性腫瘍薬の開始を検討します[➡p40-48]．手術や放射線治療が予定されている場合はタイミングを調整してください．
- 原発不明がんの場合は骨生検を検討してください．
- 抗悪性腫瘍薬を使用中で骨転移が新病変の場合は治療薬の変更を検討します．
- 骨転移の治療として骨修飾薬（BMA）の使用を検討し，腎機能，血清カルシウム（Ca），リンを測定します．ただし，BMAの使用に際しては歯科医，薬剤師とも相談してください[➡p35,37]．
- 低アルブミン血症がある場合（4g/dL以下の場合）は血清Ca値の補正が必要です．

> ［Payneの式による血清Ca値の補正］
>   補正Ca値(mg/dL)＝血清Ca値(mg/dL)－血清アルブミン値(g/dL)＋4

- 治療開始後は定期的なモニタリング（画像検査，ADL，QOL，血液検査のデータなど）が必要です[➡p50]．

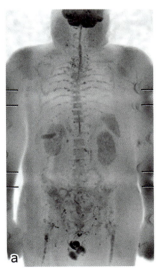
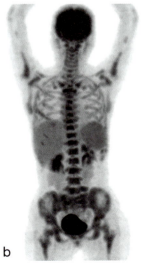

図1　骨転移の画像診断
a：MRIの拡散強調像による前立腺がんの骨転移
b：^{18}F-FDG-PET/CTによる乳がんのびまん性骨転移
［日本臨床腫瘍学会：骨転移診療ガイドライン，改訂第2版，南江堂，2022より許諾を得て転載］

| Chapter 1 | Chapter 2 | Chapter 3 |

■ スクリーニング・検査 —— まずどうするか

Scene 03 骨転移に病理検査を行うのは どんな場合?

- 原発不明の骨転移では，原発腫瘍推定のために病理検査を行います．
- 骨病変と原発腫瘍の組織像に齟齬がないかをチェックします．
- がんの既往がある場合，臨床的に骨転移が明らかな場合には，病理検査は必ずしも必要ではありません．
- がんの既往があり，5年を経過した骨病変の場合は病理検査を行うことが望ましいでしょう．
- 臨床的に鑑別が困難な重複がんの症例で，どちらの転移か診断が困難な場合には，病理診断が必要です．
- 骨転移の診断が明らかであっても，分子標的治療の適応の有無を調べるコンパニオン診断が求められる場合には，遺伝子検査や病理検査を行います．
- 主な病理検査の種類は以下のとおりです．
  形態診断：HE染色など古典的な染色により，腺がんや扁平上皮がんなどの形態診断を行います．
  免疫染色：特異的タンパクに対する免疫染色所見から，腫瘍の種類や原発臓器を推定します（表1）．分子標的薬を用いる指標を得る目的での免疫染色も増えています．
  遺伝子検査：RT-PCR，FISH，次世代シークエンサー（NGS）などにより，遺伝子変異を同定します．

表1　免疫染色

がんの種類	抗　体
肺腺がん	TTF1，napsin A
乳がん	ER，GATA3，mammaglobin，GCDFP15
肝細胞がん	HER-PAR1，HCC，glypican 3
前立腺がん	PSA，NKX3.1
腎がん	PAX8，PAX2，RCC
尿路上皮がん	P40，uroplakin Ⅱ，GATA3
子宮内膜腺がん	ER，PAX8
卵巣漿液性がん	PAX8，WT1，ER
甲状腺がん	thyroglobulin，TTF1，PAX8
神経内分泌腫瘍	CD56，chromogranin A，synaptophysin，SSTR2
ヒトパピローマウイルス関連腫瘍	P16

■ こんなときどう対応するか

Scene 04 背部・腰部の痛みが強い

- 脊椎転移の発生部位は胸椎が最も多く，背部痛や腰痛を起こします．胸椎では脊柱管が狭く，脊髄麻痺のリスクが高くなります．症状としては背部痛や，肋間神経に沿った側胸部痛，締めつけ感がありますが，腰痛の頻度も高く，画像検査で腰椎のみを調べて胸椎の病変を見逃すことがあります．
- 単純X線では胸椎・腰椎2方向で椎体圧潰がないかを確認します．疼痛で安静が厳しい場合はCTで矢状断を入れた脊椎全体をみるほうが，患者を動かすことが少なく，負担は軽くなります（図1a）．鎮痛薬などで30～40分臥位が可能であれば，MRIが脊髄圧迫や骨外への病変進展を最も捉えることができます（図1b）．
- 強い背部痛は，骨粗鬆症による椎体圧潰もありますが，解離性大動脈瘤，膵臓疾患，尿管結石などの他の疾患も，頭に入れておきましょう．骨転移にとらわれていると，診断で足もとをすくわれることがあります．
- 麻薬投与，安静，排泄対策としてのカテーテル挿入や下剤投与，輸液，麻痺の有無の判断を行い，がん治療中であれば，スコアリングから予後や放射線治療，外科的治療の検討を行います．原発不明の場合は，原発巣の診断・推定や組織診断をどうするかも併せて検討します．
- 強い痛みで動作困難や麻痺症状があれば，まずは安静が原則ですが，なるべく臥位の状態でも無理のない範囲での上下肢の運動，等尺性筋力訓練や下肢のカフパンピングなどを行うことが推奨されます．体力・筋力維持や拘縮予防，血栓予防につながります［➡p13］．
- 安静時は排泄（便秘や尿失禁・尿閉），脱水や深部静脈血栓予防，褥瘡のケア，食事のしかたや誤嚥に注意しつつ，できる範囲でのリハビリテーション治療と，疼痛に応じたベッドアップを徐々に行っていきます．

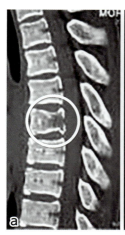
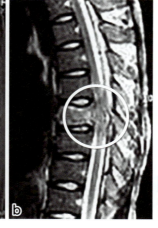

図1　胸椎の画像所見
a：CT所見．胸椎椎体の圧壊と骨透亮像
b：MRI所見．胸椎椎体から脊柱管への浸潤

■ こんなときどう対応するか

Scene 05 神経麻痺がある

- 脊椎転移が脊髄を圧迫して麻痺になる場合，最も多いのは胸椎転移によるものです．頸椎や上位腰椎によるものもありますが，胸椎は脊柱管が狭く，硬膜外からの圧排にあまり余裕がないことが原因とされています．脊髄麻痺症状が出ている場合は，オンコロジックエマージェンシーと考えて，緊急の対処が望まれます[➡p10]．

- がんの既往がある場合やがん治療中の場合は，感覚運動障害があれば緊急でMRIを撮像するべきです．困難な場合は腎機能やアレルギーに問題なければ，造影CTで確認します．このとき，理学所見からの責任病巣の予測が大切であり，脳転移や脊髄転移，髄膜播種などがあると判断が複雑になります．同時に採血を行いますが，それに加えて現在までの治療状況や全身状態，患者本人や家族の意向も含めて可能な限り緊急の外科的治療（多くは脊椎後方除圧固定）[➡p60,62]を検討し，困難な場合は緊急放射線治療とステロイド（ベタメタゾンで16mg/日あるいは8mg/日から1～2週間で漸減）の投与を検討します．外科的治療後には，通常放射線治療を追加で行います．図1に形質細胞腫の胸椎病変による脊髄圧迫，およびその放射線治療後のMRIを示します．

- がんの既往がなく，骨病変が初発症状の場合，緊急で上記を行うことに加えて，原発性骨腫瘍や血液がんの骨浸潤も鑑別になること，がんの骨転移でも診断に重要な情報が得られることから，病理組織検査を可能な範囲で行うことを考えます[➡p4]．脊椎の外科切除標本か，緊急処置後に他部位の生検（CTガイド下を含む）を検討します．血清免疫電気泳動と尿中ベンス・ジョーンズ蛋白，サイログロブリン，腫瘍マーカー各種（例：CEA，CA19-9，AFP，PSA，CA15-3など）を含む血液・尿検査をオーダーし，全身のCTあるいは造影CTを確認します．骨病変の画像所見から悪性がほぼ確実な場合は，PET-CTを検討するのも一つの方法です．

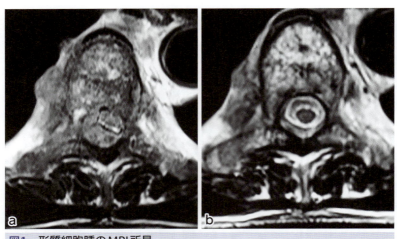

図1 形質細胞腫のMRI所見
a：放射線治療前，b：治療後

● 緊急の治療後，リハビリテーション治療を麻痺の回復具合に合わせて行い，歩行補助具やコルセット装着，環境整備，継続するがん治療が可能かどうか，通院はどうするかなどを検討します [➡p13]．麻痺がほとんど完成している場合は，安静による合併症を予防する目的で，疼痛に応じてなるべく起床を促します．不全麻痺で神経症状が不安定な場合は，一時的に安静か，動ける範囲でのリハビリテーション治療を行うかを検討します．

● 末梢神経の障害でも，神経根や馬尾などの症状で，上下肢の感覚・運動障害や排泄障害がある場合は緊急の対応が必要で，上記に準じます．

| Chapter 1 | Chapter 2 | Chapter 3 |

■ こんなときどう対応するか

Scene 06 骨折している

- 骨転移によって骨組織が破壊されると，局所の骨の強度が低下して骨折が生じます．外傷がなく日常生活動作（ADL）の軽微な外力で生じる骨折を病的骨折と呼びます．
- 骨転移による病的骨折は，大腿骨や上腕骨などの長管骨，そして脊椎の椎体に生じます．
- 病的骨折が生じるまで，がんと診断されておらず，病的骨折ががんの初発症状であることもまれではありません．
- がんは高齢者に生じます．高齢者では脊椎の圧迫骨折や大腿骨近位部骨折など，全身の骨量が減少する骨粗鬆症による脆弱性骨折の頻度が高く，骨転移による病的骨折との鑑別が重要です．
- 骨組織の破壊が進行すると，体重をかけること（荷重）によって疼痛（荷重時痛）が生じるようになります．歩行時や体動時に疼痛があることは骨強度が低下して骨折する前兆であり，この状態を切迫骨折と呼びます．
- 病的骨折によって，強い疼痛が生じ，骨折箇所には荷重することができなくなるため，ADLは大きく制限されます．脊椎に病的骨折が生じた場合は強い疼痛に加えて脊髄麻痺が生じることもあります．
- 通常の外傷による骨折では骨癒合を目指した治療が行われますが，骨転移による病的骨折では骨折箇所の骨組織は破壊されているため，異なった治療戦略が必要です．
- 下肢の骨折が生じると，臥床によってさまざまな合併症が生じるため，高齢者の大腿骨近位部骨折に対しては受傷早期の対応が必要とされています．同様に，続発する合併症を避け，速やかにがんの治療を実施・継続するためには，とくに高齢者の病的骨折に対してもできるだけ早く対応することが求められます[➡p18]．
- 骨折箇所の治療法として，ギプスや装具を用いる保存療法がありますが，ADLを維持するためには，早期に骨の力学的強度を獲得することが必要であり，手術療法が重要です．手術方法には長管骨には金属材料による内固定（図1），人工関節（骨頭）置換（図2），そして脊椎の椎体骨折には後方固定術（図3），椎体形成術（図4）など，さまざまな方法があり，がんの種類や全身状態，そして予想される生命予後によって手術方法が異なります[➡p60-71]．放射線治療は骨転移の局所制御に有効ですが，早期に骨折箇所の骨強度を増強することは期待できません．ただし，手術による侵襲が新たな苦痛の原因とならないように注意する必要があります．

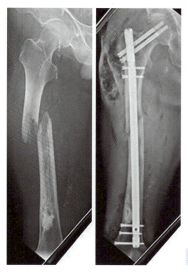

図1 大腿骨骨幹部の病的骨折と内固定術

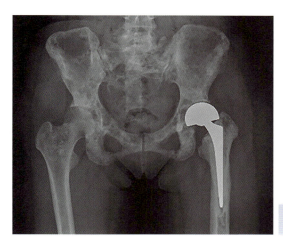

図2 大腿骨頚部病的骨折に対する人工骨頭置換術

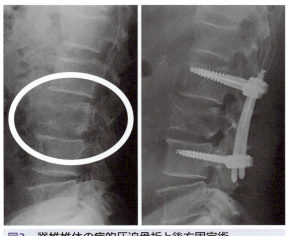

図3 脊椎椎体の病的圧迫骨折と後方固定術

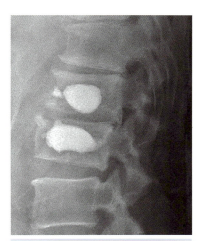

図4 脊椎椎体の病的圧迫骨折に対する椎体形成術

Chapter 1　Chapter 2　Chapter 3

■ こんなときどう対応するか

Scene 07 脊髄を圧迫している
（エマージェンシー）

● 骨転移が脊髄を圧迫し両下肢麻痺などの症状をきたしている場合には，治療開始時の運動機能が機能予後に直結するとされており，オンコロジックエマージェンシーとされています．

● 脊髄圧迫症状が出現している場合には，可及的早期に全脊椎MRIを施行し，治療に移行します．来院後（発症後ではなく来院後としているガイドラインが多い）48時間以内の治療開始が望ましいとされます．ただし，48時間に科学的根拠があるわけではなく，目安と考えたほうがよいでしょう．また，48時間以上が経過したからといって治療適応がなくなるわけではありません[1]．

> ［立位不能に陥ってから除圧術を行うまでの期間と立位可能まで回復する割合[1]］
>   ◦ 1日未満…71%　　◦ 1〜14日…60%　　◦ 14日以上…40%

● 来院後に急いで治療を開始することも大切ですが，脊髄圧迫症状出現後に早期に来院してもらうための取り組みも大事です．脊椎転移を有する患者には，脊髄圧迫のリスク，症状，症状出現時の相談先などを説明しておくことを推奨する意見もあります．

● 脊髄圧迫は複数の部位で同時に起こることも珍しくないため，脊髄圧迫症状を疑う場合は全脊椎のMRIが推奨されます[2]．普段はMRIを担当していない診療放射線技師が当直帯に対応した場合でも全脊椎のMRIを撮像できる体制を整備することが推奨されます．

● 脊髄圧迫症状をきたしている骨転移に対し，手術（＋術後照射）と放射線治療のどちらを選択するかは，症状，全身治療および局所治療の効果予測，発症からの期間，期待生命予後，組織型，年齢，他病巣の有無，患者希望などから総合的に検討する必要があり，難しい判断を要します．原発臓器診療科では手術，放射線治療のどちらがよいかを判断することは困難と思われ，整形外科と放射線治療科で迅速に協議して治療方針を決定することが望まれます[3]．

● 脊髄圧迫症状をきたしている骨転移に対し，放射線治療にステロイドを併用することで機能予後が改善することが示されています[4]．デキサメタゾンを16mg/日で開始し，2〜3日ごとに漸減して，2週間で終了することが一般的です[2]．

文献

1) 大島和也ほか：がんとロコモティブシンドローム（がんロコモ）のニューフロンティア：「入院から在宅へ」のいま，求められる医療者の役割とは？ 運動器リハ 2019；30：276-284.

2) Oldenburger E, et al：ESTRO ACROP guidelines for external beam radiotherapy of patients with complicated bone metastases. Radiother Oncol. 2022；173：240-253.

3) 骨転移診療において多職種・多診療科で協議すべき病態に関する提言.
https://www.jastro.or.jp/medicalpersonnel/palliative/report2.pdf（アクセス年月日：2024年9月5日）

4) Sørensen S, et al：Effect of high-dose dexamethasone in carcinomatous metastatic spinal cord compression treated with radiotherapy: a randomised trial. Eur J Cancer. 1994；30A：22-27.

■ 骨転移キャンサーボード

Scene 08 骨転移キャンサーボードを開催する（がんセンターや大学病院ではない場合）

● 骨転移キャンサーボード（CB）とは，がん診療に携わる多職種が参集し，骨転移患者の治療方針を決定する会議です [➡p106] [1,2].

● 骨転移患者のなかから優先度の高い症例を選び，効率的に協議し[2]，外科的治療，放射線治療，薬物治療，緩和ケア・支持療法や意思決定支援を行うことなどを通じて，質の高い骨転移診療の実現を目的とします[1].

● 構成メンバーは以下のとおりです[1].

　　1) 医師：主科・主治医，整形外科，放射線科（治療・診断・IVR），リハビリテーション科，腫瘍内科，緩和ケア科など骨転移に関連する診療科

　　2) 看護師，薬剤師，理学/作業療法士，心理士，栄養士，医療ソーシャルワーカーなど多職種の医療スタッフ

　　3) 緩和ケアチームなどの多職種チーム

● 骨転移CBの役割は以下のとおりです.

　　1) 優先度の高い症例の選定

　　2) 骨転移患者のマネジメント内容の決定あるいは提案，および方向性の共有

　　　・治療：外科的治療，放射線治療，薬物治療，緩和ケア・支持療法 [骨関連事象（SRE）のリスク管理を含む]

　　　・意思決定支援：アドバンス・ケア・プランニング，終末期の話し合い

● 骨転移CBは表1に示すように，その病期からおおよそ2種類に分けられます. 取り扱う内容を考慮して，司会やリーダーを医師以外が担当することも可能です.

● 筆者の経験をもとに開催準備・手順を以下に概説します.

　　1) 有志で集まり，以下の内容を協議する.

　　　・どこの部署・職種が主催で行うか？

　　　・オープンか？クローズか？

　　　・参加者はどの職種まで声をかけるか？

　　　・どのようにして進行するか？

　　　・所要時間はどれくらいで設定するか？

　　　・何日以内に開催するか？

　　　・どうやって広報するか？

表1　骨転移CBの種類

	がん治療型	意思決定支援型
時　期	診断時～積極的抗がん治療の中止の時期	積極的抗がん治療の中止～終末期
治療内容	手術，放射線，薬物療法など	緩和ケア・支持療法 ACP，EOLd 退院調整
司会・リーダー	医師	医師以外（看護師，理学/作業療法士）

ACP：アドバンス・ケア・プランニング，EOLd：エンド・オブ・ライフ・ディスカッション

表2 地域がん診療連携拠点病院の骨転移CBの概要

	白河厚生総合病院	奈良県総合医療センター
主催部署	リハビリテーション科	リハビリテーション科
主催職種	理学/作業療法士	理学/作業療法士，リハビリテーション医
頻　度	月1回1時間，1例のみ	月1回30分，1例のみ
主科の参加	必須	可能な限り参加
フォーマット	Jonsen 4分割表	Jonsen 4分割表
約束事	共通の目標を設定する	それぞれの職種の目標を設定する

Jonsen 4分割表：臨床倫理の4分割表とも呼ばれ，医学的情報，患者の意向，周囲の状況，QOLの情報を満遍なく記載し，多職種がもつ情報の整理と共有に役立ちます．

　　2）必要に応じて関係部署の上長や関係する委員会の了解を得ます．
　　以上を施設の状況に応じてなるべく継続可能となるように検討します．
● 実例として，**表2**に筆者が立ち上げに関わった2病院での骨転移CBの概要を示します．いずれの病院も地域がん診療連携拠点病院ですが，がん専門病院や大学病院ではないため，さまざまな制約があるなかで運営しています．

文献

1) 川平正博ほか：単一施設における骨転移チームによる介入の後方視的検討：がん診療連携拠点病院における骨転移カンファレンスの現状．Palliat Care Res. 2023；18：61-66.
2) 厚生労働科学研究費補助金疾病障害対策研究分野令和元年～3年度がん対策推進総合研究事業，骨転移診療において多職種・多診療科で協議すべき病態に関する提言，2022.

■ 装具・リハビリテーション

Scene 09 どのようなリハビリテーションを行うか？

- 骨転移患者では，根治を目指すことが難しいことが多いため，日常生活動作（ADL）を維持・改善し，患者ができるだけ自立した生活を送ることを助けることが重要です．患者の最大限のQOLを引き出すことを目標とし，局所の評価だけでなく，病勢や全身状態，予後を把握し，環境因子も考慮したうえで，リハビリテーション治療のゴールを設定します．
- ADLが低下すると，介護が必要になるだけでなく，外来通院が困難になり，performance status（PS）（表1）が低下して全身治療の適応外と判断されることもあります．全身治療の可否は生命予後に影響を与える可能性があります．
- 『骨転移診療ガイドライン 改訂第2版』のCQ16やCQ38の推奨文でも述べられているように，エビデンスレベルは低いものの，骨転移のある患者にはQOL維持や生命予後の改善を目指して，リハビリテーション治療を含む歩行機能維持のための介入を行うべきです[1]．
- 『がんのリハビリテーション診療ガイドライン（第2版）』では，化学療法や放射線療法中の患者に対してリハビリテーション治療（運動療法）の実施が推奨されています[2]．原則として，骨転移がある患者には，ADL訓練や歩行訓練，筋力トレーニング，耐久性向上のための有酸素運動など，運動療法が適応と考えられます．
- 患者アンケートによると，骨転移患者にとっては，①疼痛コントロール、②骨関連事象（SRE）の予防、③PSの維持がQOLに直結していることがわかっています[3]．また，これらは精神機能の低下，全身倦怠感，不眠，食欲低下，便秘などの全身症状とも関連しています．骨転移患者には，多様な症状がみられるため，診療科横断的な介入が必要です．
- リハビリテーション治療では，骨折や麻痺を防ぎつつ，安全に動くための指導を行い，運動機能を維持・改善するための訓練を行います．とくに適切なリスク評価をせずにむやみに安静にすることはQOLの低下につながるため，注意が必要です．

表1　ECOG-PS（JCOGによる日本語訳）

0	まったく問題なく活動できる 発病前と同じ日常生活が制限なく行える
1	肉体的に激しい活動は制限されるが，歩行可能で，軽作業や座っての作業は行うことができる 例：軽い家事，事務作業
2	歩行可能で，自分の身の回りのことはすべて可能だが，作業はできない 日中50％以上はベッド外で過ごす
3	限られた自分の身の回りのことしかできない 日中の50％以上をベッドかいすで過ごす
4	まったく動けない．自分の身の回りのことはまったくできない 完全にベッドかいすで過ごす

PS 3～4だと全身治療の適応外とされることが多い．
ECOG：Eastern Cooperative Oncology Group

- 骨転移は多発している可能性があるため，リハビリテーション治療を行う際は，**全身のスクリーニングを行ったうえで開始します**．下肢を免荷するためには上肢で支える必要がありますが，上腕骨近位部に転移がある場合，上腕骨骨折の可能性があるため注意が必要です．

- 疼痛が強い患者には，原因を明らかにし，鎮痛薬や鎮痛補助薬を投与しながら，疼痛が生じにくい動作を指導してADLの拡大を図ります．不動による疼痛に対しては，**リラクセーションやストレッチ，物理療法が有効なこともあります**．

- 運動麻痺がある場合は，基本動作や車いす移乗，歩行，トイレ動作，入浴方法などを確認し，歩行補助具の選択や介助者への指導も行います．上肢に麻痺がある場合は，自助具の使用も検討します．麻痺レベル以上の筋力増強訓練も重要です．**排泄機能が低下している場合には，排尿・排便管理の指導も行い，**必要に応じて泌尿器科に相談します．症例によっては機能促通訓練による麻痺の改善を目指します．

- 自宅に退院する際は，介護保険の申請や，自宅の環境整備，外来通院の具体的方法なども検討します．40歳以上で進行がんと診断されれば，介護保険の利用が可能です．

- 退院後の日常生活動作や家事，仕事，余暇など，社会復帰後の生活や家族への影響も見据えて，多職種による支援が必要です．患者が望む生活や社会参加を少しでも安全に継続できるよう，**考えられるリスクを本人や家族と共有する**ことが重要です．

- 終末期においては，骨折や麻痺のリスクが高くても，リスクを説明したうえで，疼痛に応じて歩行を許可することもあります．

文献

1) 日本臨床腫瘍学会（編）：骨転移診療ガイドライン，改訂第2版，南江堂，2022.
2) 日本リハビリテーション医学会がんのリハビリテーション診療ガイドライン改訂委員会（編）：がんのリハビリテーション診療ガイドライン，第2版，金原出版，2019.
3) Shinoda Y, et al：Factors related to the quality of life in patients with bone metastasis. Clin Exp Metastasis. 2019；36：441–448.

■ 装具・リハビリテーション

Scene 10 発症直後の安静度はどうする？装具は使用する？

- 骨折や麻痺が生じた場合には，原則として局所への物理的な負荷を軽減しつつ，患部以外の関節可動域訓練や筋力訓練を行い，可能な範囲で移動機能を維持することを目指します [→p78]．
- 上腕骨近位部骨折の場合は，三角巾やバストバンドで固定します．上腕骨骨幹部骨折受傷直後は，ハンギングキャストまたは肩関節を含めたシーネ固定とし，保存治療を継続する場合には，ファンクショナルブレースで固定します．
- 下肢長管骨骨折や切迫骨折の場合には，手術適応となることが多くなります．手術までの期間は，疼痛コントロールや転位の悪化予防・改善のため，固定やけん引を行います．また，患部以外の関節可動域訓練や筋力訓練を中心にリハビリテーション治療を行います．骨転移患者では，凝固能が亢進していることが多く，深部静脈血栓症の発生リスクが高いため，足関節自動運動などの自主トレーニング指導がより重要です．
- 下肢長管骨切迫骨折や股関節臼蓋の骨折（切迫骨折）の患者には，免荷での車いす移乗方法（図1），松葉づえ・歩行器での歩行などを指導します．保存治療が選択され，長期間の免荷が必要な場合には，生活場面を想定した指導が求められます．
- 脊椎転移により脊髄や神経根への圧迫・浸潤がある場合，または脊椎不安定性が強い場合には，局所の安静を保つために脊椎の屈曲や伸展，捻転を避けるよう指導します（図2）．場合によっては，安静目的で体幹コルセットの適用を検討し，看護師や理学療法士（PT），作業療法士（OT）に麻痺の毎日のモニタリングを依頼します．
- 脊髄・神経根への圧迫・浸潤によって麻痺が生じた場合，原発巣の種類や放射線治療，全身治療に対する感受性によって，麻痺の改善度や機能予後が大きく異なります．手術や放射線治療の適用を検討します．基本的には，動的な圧迫を予防するために症状に応じた安静が必要であり，ベッドアップも30度程度に制限しますが，症例によっては食事時のベッドアップを許可することがあります．放射線治療や全身治療による保存治療

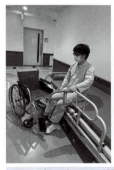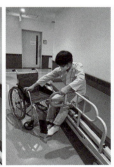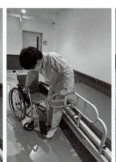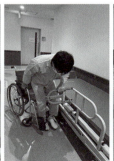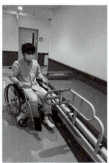

図1 車いすとベッド間の移乗方法（左下肢免荷の場合）
理想的には，健側に移動先となる車いす（またはベッド）をセットします．ただし，大部屋では入り口側に車いすを置かざるをえないことが多く，図のようにベッド柵をL字柵に替えておくと便利です．

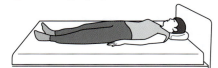
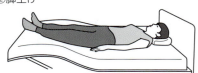

①ベッド上端へ移動　　　　　　　②脚上げ

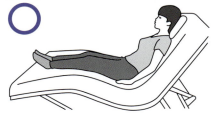
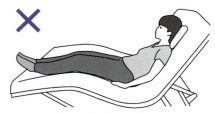

③ベッドアップ

○　　　　　　　　　　　　×

ベッド上端への移動が不十分だと
ベッドアップ後に腰椎が屈曲する

図2　胸腰椎転移がある場合のベッドアップ方法

ベッド上で座位をとる場合には，腰椎ではなく股関節で屈曲することが重要です．
腰椎を屈曲すると，脊椎への負荷が増えるだけでなく，腹圧の上昇により食欲の低下，呼吸機能の悪化，排便などにも影響を及ぼすことがあります．
股関節を屈曲してベッドアップするためには，できるだけ頭側に体全体をずらし，脚を上げ，膝を屈曲しながら起き上がるとよいです．電動ベッドではカインドモードでのベッドアップが推奨されます．膝の屈曲により，長座位による脊椎への負荷を避けられて，体全体が足側にずれ落ちることも予防できます．肘の下にも枕を入れておくとよいでしょう．

を行う際には，麻痺の悪化がないことを確認しながらベッドアップを許可し，端坐位から離床へ進めていきます（**図2**）．コルセットや頚椎カラーは，装着することで麻痺の悪化を防いだり改善したりするエビデンスはありませんが，麻痺の悪化がないことを確認しながら装着して離床開始することが多いのが実情です．

- 脊髄圧迫があっても麻痺がない場合や，神経根への浸潤によって麻痺が生じている場合，多くは放射線治療による保存治療が行われます．疼痛に応じて頚椎カラーや体幹コルセットを着用し，運動療法を進めます．

■ 整形外科での対応

整形外科に相談する①
Scene 11 スコアリングシステム

- 整形外科医に気軽に相談できて，整形外科医もそれに応える雰囲気づくりが最も重要ですが，骨転移患者の状態評価がある程度できると，互いに相談しやすくなると思います．そのため，ここでは，①予後予測，②脊髄圧迫による麻痺の評価，③脊椎転移による脊椎不安定性の評価，④脊椎転移による脊髄圧迫程度の評価，⑤四肢骨転移病の病的骨折リスクの5つのスコアリングを紹介します．①③⑤は他項で詳述されているため，ここでは触れる程度とします．
- 骨転移患者の予後予測は新片桐スコアを使用します[➡p57]．
- 脊椎転移による脊髄麻痺の評価法としては，ASIA機能障害尺度（American Spinal Injury Association Impairment Scale：AIS）があげられます（表1）．Aの完全麻痺からEのほぼ正常まで5段階評価となっており，このうちA〜Cは歩行不能です．麻痺の概略は把握できますが，実際の日常動作を反映しない点があります．
- 脊椎病変による脊椎不安定性の評価指標にはSpinal Instability Neoplastic Score（SINS）が用いられます[➡p57]．
- 図1に脊椎転移病変の脊柱管内への進行程度を評価する指標，Epidural Spinal Cord Compression（ESCC）scaleを示します．基本的にMRI T2強調像水平断が評価画像となり，病変が骨内にとどまるものがgrade 0，脊柱管内に進展して脊髄圧迫がないものがgrade 1，脊髄圧迫があり脊髄液がみえるものがgrade 2，脊髄圧迫が高度で脊髄液が不可視のものがgrade 3です．
- 四肢長管骨の病的骨折リスクの評価法はMirelsスコアを使用します[➡p68]．

表1　AIS

A	完全	S4〜S5の知覚・運動ともに完全麻痺
B	不全	S4〜S5を含む神経学的レベルより下位に知覚機能のみ残存
C	不全	神経学的レベルより下位に運動機能は残存しているが，主要筋群の半分以上がMMT 3未満
D	不全	神経学的レベルより下位に運動機能は残存しており，主要筋群の少なくとも半分以上がMMT 3以上
E	正常	運動・知覚ともに正常

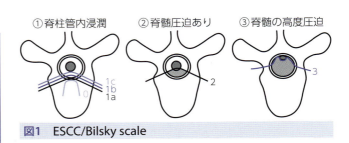

図1　ESCC/Bilsky scale

| Chapter 1 | Chapter 2 | Chapter 3 |

■ 整形外科での対応

整形外科に相談する②
Scene 12 鑑別と治療に関する相談

● 骨転移がある，または疑われる患者に関して整形外科に相談する可能性がある診療科は，原発診療科，放射線治療科，リハビリテーション科，緩和医療科，腫瘍内科などがあり，相談目的や内容もさまざまです．

● 骨転移の診断は，X線，CT，MRI，骨シンチグラフィー，PET-CTなどのさまざまな画像検査によりなされます．がんの既往歴や治療中のがんの種類，腫瘍マーカーの値などを加味し診断を行えば，正しい診断を得ることはさほど難しいことではありません．しかし，骨には良性骨腫瘍や外傷，変性疾患などの病変も多くあり，骨転移の診断に影響を与えることが少なからずあります．

● がん診療で最も多く用いられる画像検査はCTですが，多くの場合，放射線診断医により読影がなされており，この結果に骨転移の有無がコメントされています．悪性度の低い初期のがんのスクリーニング検査で，骨転移の疑いとされた場合，がん以外の運動器疾患との鑑別のため整形外科に相談することが望ましいと考えます．なぜならば，放射線診断医は患者を診察することなく診断をしなければならず，骨転移の存在を見逃すことで生じる問題を避けるため「否定できない」などの表現を用いることが多いからです．言い換えれば，骨転移以外の運動器疾患の可能性もあるということです．

● 骨転移がない状態の患者においても，がん患者の多くが中高齢者であるため，もともと腰痛や関節痛などのさまざまな症状を有しており，これらの問題の診断や解決を目的に原発診療科が整形外科に相談することがあります．

● 骨転移があり，その病変に対して放射線治療を行う場合，放射線治療以外の治療選択肢はないか，また複数の病変があった場合は，症状の軽減に結びつく治療標的病変はどこかなど，放射線治療科から相談を受けることもあります．

● 骨転移は，痛みやしびれなど運動器疾患特有の症状を呈することが多く，これらの症状が骨転移によるものか，それとも通常の運動器疾患によるものかを判別することは，運動器の専門家である整形外科医が行わなければなりません．骨転移患者がこのような症状を訴えている場合は「がん」という言葉の先入観なしに，骨転移以外の運動器疾患も念頭に置きながら，正しい診断を行い，その結果正しい治療に結びつける必要があります．とくに骨転移と骨転移以外の運動器疾患が併存している場合は，症状の原因がどちらによるものかを鑑別することが重要です（図1）．

● 骨転移が骨強度に影響を与える可能性がある場合は，安静度，リハビリテーション治療の方向性などに関してリハビリテーション科から相談があります．

● 骨転移の診断が確かで，ADL障害をきたし，放射線治療で解決が難しい病的骨折や脊髄麻痺が生じているまたは切迫している場合は，原発診療科や放射線治療科から整形外科に緊急で相談があります．疼痛緩和に対する薬物療法を行っている場合であっても，整形外科的処置や放射線治療の適応を常に念頭に置いて緩和医療科と整形外科，放射線治療科の医師を含む多職種が相談しながら骨転移患者の治療方針を相談することが推奨されています（骨転移キャンサーボード）．

18 Chapter 1. 骨転移診療のScene別プラクティス

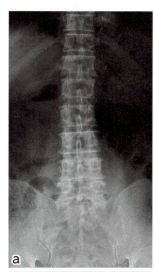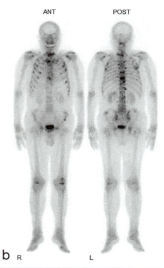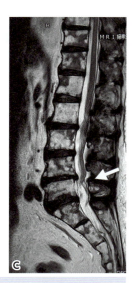

図1　前立腺がん多発骨転移例における痛みの診断

a：腰椎単純X線像．下位胸椎から腰椎に散在する骨硬化像あり．
b：骨シンチグラフィー．肋骨および胸腰椎に散在する集積あり．
c：腰椎MRI所見．椎体に骨転移あるいは赤色髄再転換（骨髄過形成）による輝度変化およびL4/5レベルにredundant nerve（矢印）を伴う脊柱管狭窄あり．

1ヵ月前から右下肢痛の訴えがあり整形外科に相談がありました．骨シンチグラフィー，単純X線検査で腰椎を含む多発骨転移を認めるも，症状は間欠性跛行と右下肢痛であり，痛みの主因は良性疾患の腰部脊柱管狭窄症と診断し，NSAIDsと経口プロスタグランジン製剤，ビタミンB_{12}の投薬を開始し軽快しました．同部位に骨転移と良性疾患が同時に存在している場合に，どちらが痛みの原因かを見極めることが重要です．

| Chapter 1 | Chapter 2 | Chapter 3 |

■ 整形外科での対応

整形外科に相談する③
Scene 13 周術期マネジメント

- 骨転移に対する周術期マネジメントでは，まず患者背景を確認します．自宅はバリアフリーか，階段があるか，また介助者がいるかどうかも治療方針決定のために重要です．介護保険が未申請であれば早期に申請を行い，退院に向けた準備を進めていきます．

- 薬物療法歴を確認します．血管内皮増殖因子（VEGF）阻害薬やチロシンキナーゼ阻害薬では創傷治癒遅延が報告されています．とくにベバシズマブは半減期が長く，米国の添付文書では術前は28日間の休薬と，創傷治癒が得られてからの再開が推奨されています．

- 乳がんや前立腺がんで用いられる内分泌療法によって深部静脈血栓症の危険性が上昇します．主治医と休薬・再開を検討します．

- 術前の血液検査では，一般的な血算，生化，凝固系検査に加えて，乳酸脱水素酵素（LDH）やアルカリホスファターゼ（ALP）を測定し，骨髄がん症による造血能低下，播種性血管内凝固が生じていないかを評価します [➡p48]．身体所見やDダイマーから深部静脈血栓症が疑われる場合は超音波検査や造影CTを実施します．

- 骨修飾薬（BMA）が投与されていない場合は歯科口腔外科に口腔内評価を依頼し，BMAを開始します．

- リハビリテーション科と連携しながら術後のリハビリテーションの計画を立てます．たとえば，術後に荷重制限や装具が必要となる手術が予定されている場合は，術前から荷重制限訓練や装具を試しておくことで，スムーズに術後のリハビリテーションを導入することが期待できます [➡p27]．

- 放射線治療科と連携しながら照射計画を策定します．骨転移病変が取り除かれている（局所根治が得られている）場合を除き，術前もしくは術後に放射線治療を行います．術前照射のほうが術後照射や照射しない場合に比べて創部合併症が増加するという意見もありますが，明確なことはわかっていません[1]．術後照射は手術から少なくとも7日程度は待ってから開始します[2] [➡p29]．

- 腎細胞がん，肝細胞がん，甲状腺がんなどの多血性腫瘍は，術中の大量出血リスクを低下させるために術前の血管塞栓術を考慮します（図1〜3）．事前にダイナミックCTで腫瘍の栄養血管を確認し，塞栓術のリスクとベネフィットを血管内治療チームと十分に協議します [➡p72]．

📄 **文献**

1) Vargas E, et al：Wound complications in metastatic spine tumor patients with and without preoperative radiation. J Neurosurg Spine. 2023；38：265-270.

2) Hong SH, et al：An updated review on the treatment strategy for spinal metastasis from the spine surgeon's perspective. Asian Spine J. 2022；16：799-811.

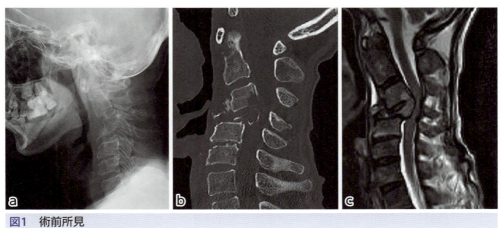

図1 術前所見
a：単純X線，b：CT，c：MRI
肝臓がん骨転移により第4頚椎が圧壊し，脊髄が圧迫されています．

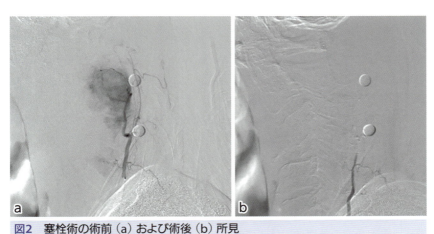

図2 塞栓術の術前（a）および術後（b）所見
左深頚動脈から腫瘍を栄養する血管があることを確認し，それを塞栓しました．

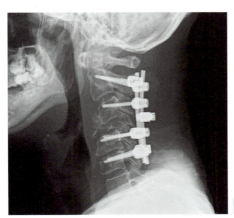

図3 内固定後の単純X線像

■ 整形外科での対応

Scene 14 脊椎転移への手術はどう行われるか？

- 脊椎転移による急性の運動麻痺（歩行障害）が生じた場合は，症状出現後できるだけ早期に手術を行うことが重要です．とくに脊髄麻痺の場合は発症から24〜48時間以上経過すると，回復が期待できなくなります．
- 脊柱の不安定性がある場合や，疼痛あるいは感覚障害が強い場合にも手術を行いますが，待機的に実施可能です．脊髄麻痺の出現が予測される場合は，症状の出現前に予防的に手術を行うこともあります．
- 多くの手術は全身麻酔下に，腹臥位で行います．
- 脊柱の不安定性や病的骨折がなく，腫瘍の脊柱管内への進展のみの場合は除圧術を行います [➡p60]．
- 脊柱の不安定性や病的骨折がある場合は固定術を行います（図1）[➡p62]．神経圧迫の有無によっては除圧術を併用します．
- 除圧術で腫瘍へ切り込む可能性がある場合は，出血を減らすため，がん種に応じて手術前の血管塞栓術を検討します [➡p72]．
- 胸腰椎の病変で固定術のみの場合は，経皮的椎弓根スクリューを使用した低侵襲手技が主流になりつつあります．軟部組織の展開を要さないため，出血や創部痛が少なく，手術部位感染も少ないと報告されています．
- 病的骨折に対しては，経皮的椎体形成術という選択肢もあります．骨粗鬆症椎体骨折は1椎体しか行えませんが，転移性骨腫瘍や多発性骨髄腫の場合は3椎体まで行えます [➡p64]．
- 手術翌日から安静度の制限は設けずにリハビリテーションを開始できます [➡p27]．

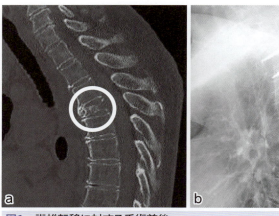

図1　脊椎転移に対する手術前後
a：脊椎転移による病的骨折が生じています．
b：脊椎後方固定術を行いました．

■ 整形外科での対応

Scene 15 長管骨への手術はどう行われるか?

- 長管骨の病的骨折に対しては，早急に治療を行い，患者の痛みを軽減し歩行能力を改善する必要があります．切迫骨折に対しては病的骨折をきたす前に予防的に手術を行ったほうが出血量が少なく，入院期間が短く，術後歩行能力も良好です．
- 単一の骨に複数の骨転移を認めることがあります．したがって，術前に長管骨全長の画像検査（X線/CT）を行い，近位部，骨幹部，遠位部のそれぞれについて骨転移による骨欠損の有無を確認し，骨折部以外にも切迫骨折のリスクがないかを調べておきましょう（図1）．long stem のプロステーシスや髄内釘にプレートを組み合わせて対応することもあります（図2）．
- 長管骨転移では，内固定（プレートや髄内釘）や人工関節置換術が行われますが，骨転移の部位や骨破壊の程度だけでなく，全身状態や予後も考慮して治療方法を選択します[1,2]．
- 図3に上腕骨の骨折例を示します．50歳台男性の多発性骨髄腫で，右上腕骨転移に対し髄内釘による固定を行い，放射線治療を行いました．骨形成は良好で痛みもなく，術後の肩関節可動域はほぼ正常です．
- 大腿骨では，近位部の骨転移が最も多く，適切に術式を選択する必要があります[1]．頸部骨折は人工骨頭置換術の適応です．転子部や転子下骨折ではラグスクリューが挿入される近位骨片のbone stockが保たれているかどうかが重要です．bone stockが保たれている場合は髄内釘（図4a,b,e,f），保たれていない場合は人工骨頭（腫瘍用人工骨頭）が選択されます（図4c,d,g,h）．

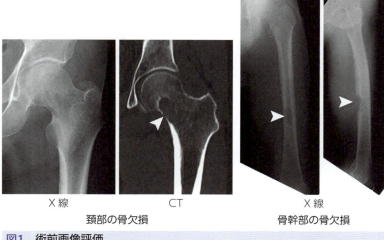

X線　　　　　CT　　　　　　　　X線
頸部の骨欠損　　　　　　　　骨幹部の骨欠損

図1 術前画像評価
長管骨全長のX線/CTを撮影し，近位部・骨幹部・遠位部の骨欠損（矢頭）の有無を確認します．

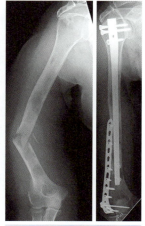

図2 画像評価に基づく治療
複数の転移による長管骨の完全骨折．long stem やプレートが必要です．

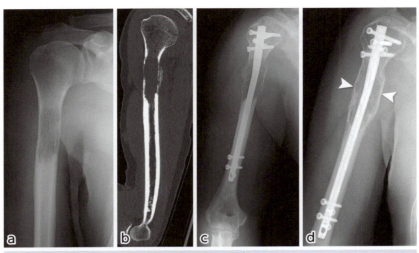

図3 上腕骨転移（50歳台男性，多発性骨髄腫）
a, b：右上腕骨のX線（a）およびCT（b）所見
c：髄内釘
d：放射線治療後6ヵ月．良好な骨形成を示す（矢頭）．

	転子部		転子下	
bone stock	＋	－	＋	－
デバイス	髄内釘	人工骨頭 （腫瘍用人工骨頭）	髄内釘	腫瘍用人工骨頭

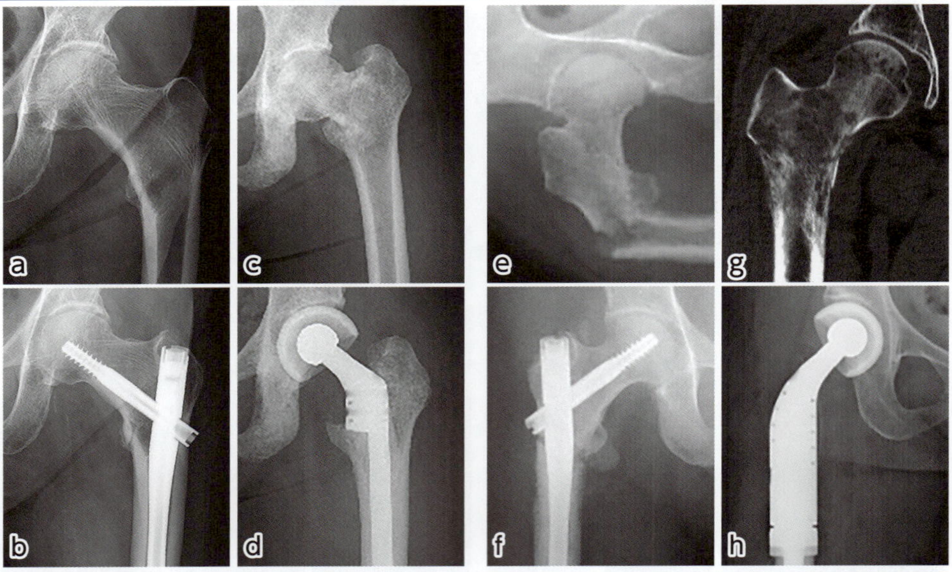

図4 大腿骨近位部骨転移の術式選択

［野田知之ほか：骨転移診療のスキル―外傷整形外科医編―．日整会誌2023；97：993-997より許諾を得て転載］

文献

1) Issack PS, et al：Surgical management of metastatic disease of the proximal part of the femur. J Bone Joint Surg Am. 2014；96：2091-2098.
2) 中田英二ほか：大腿骨頸部病的骨折に骨幹部の骨欠損を伴った3例．中部整災誌2017；60：67-68.
3) 野田知之ほか：骨転移診療のスキル―外傷整形外科医編―．日整会誌2023；97：993-997.

■ 整形外科での対応

Scene 16 骨盤骨への手術はどう行われるか？

- 骨盤骨の荷重部（主に寛骨臼）に溶骨性骨転移を生じ，荷重に対する骨強度が不十分になると，動作時や荷重時に痛みを生じ，病的骨折を生じた場合は歩行不能となります．
- 1970年代にHarrington[1]が考案して以来，寛骨臼骨転移を掻爬し骨セメントとピンあるいはスクリューにより補強する人工股関節全置換術が行われるようになりました（図1）．術中出血が問題となるため，術前に血管塞栓術を行うのが一般的です [➡p72]．除痛と歩行能力の再獲得が期待できる一方で，侵襲が大きく術後回復に時間を要し，感染などの術後合併症の発生が少なくありません．

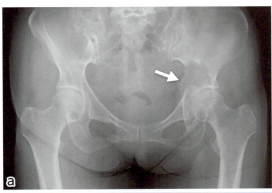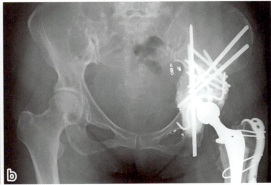

図1 寛骨臼骨転移に対するHarrington変法手術
a： 術前．左腸骨弓状線部の骨皮質がほぼ消失しています（矢印）．
b： 術直後

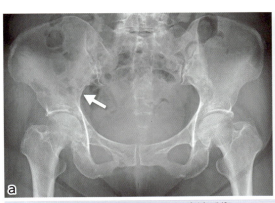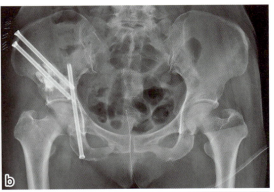

図2 寛骨臼骨転移に対するAORIF変法手術
a： 術前．右腸骨弓状線部の骨皮質が非常に薄くなり，骨折が生じています（矢印）．
b： 術直後

- 近年，低侵襲の経皮的スクリュー固定が行われるようになってきました[2]．3方向の全螺子中空スクリューを組み合わせる内固定法（tripod percutaneous reconstruction technique）[3]や，ラジオ波焼灼と骨形成，セメント充填を組み合わせる手法（ablation, osteoplasty, reinforcement, and internal fixation：AORIF）（図2）[4]が報告されています．AORIF は原則として放射線照射と組み合わせます．早期の除痛と歩行能力再獲得が期待できます．

文献

1) Harrington KD：The management of acetabular insufficiency secondary to metastatic malignant disease. J Bone Joint Surg Am. 1981；63：653-664.
2) Imanishi J, et al：Recent advances in minimally invasive local cancer control and skeletal stabilization of periacetabular osteolytic metastases under C-arm imaging guidance. J Am Acad Orthop Surg 2024；41：154-169.
3) Yang R, et al：A novel tripod percutaneous reconstruction technique in periacetabular lesions caused by metastatic cancer. J Bone Joint Surg Am. 2020；102：592-599.
4) Lee FY, et al：Minimally invasive image-guided ablation, osteoplasty, reinforcement, and internal fixation (AORIF) for osteolytic lesions in the pelvis and periarticular regions of weight-bearing bones. J Vasc Interv Radiol. 2020；31：649-658.

■ 整形外科での対応

Scene 17 術後のリハビリテーションは どう行われるか？

- ●『骨転移診療ガイドライン 改訂第2版』のFRQ39「病的骨折のある患者の外科的治療後にリハビリテーション医療は有用か？」に対する回答は，「リハビリテーション医療の実施が望ましい」とされています[1]．

- ● 骨転移に対する術後リハビリテーション治療を行うことで，術後の運動機能回復，術後合併症率の改善，術後の低活動による廃用症候群の予防につながる可能性があり，結果として，入院期間短縮，社会生活への早期復帰，介護負担の軽減などが期待されます．臨床的には，全例に介入すべきと考えられます．

- ● 長管骨の病的骨折や切迫骨折に対する手術は，①内固定のみ（腫瘍切除や掻爬を伴わない），②腫瘍掻爬＋内固定（骨セメントを使用する場合もある），③腫瘍切除＋人工関節（または人工骨幹）による再建に分類されます．①と②の場合に，術後にどの程度荷重をかけられるかは，骨折部周囲の骨破壊の程度やセメントを含めた固定強度などによって決定されます．人工関節を用いた再建を行った場合は，早期に荷重歩行可能となることが多いです．ただし，軟部組織の再建を行った場合は，再建部分は2～3週間安静が必要となることがあります．

- ● 術後の安静度やリハビリテーション治療の方針は，一般的には骨折部に荷重をかけられるか否かにかかわらず，可能な範囲で患部も含めた関節可動域訓練や筋力増強訓練を行い，早期離床，ADL改善を目指します（表1）．

- ● 予後が短い患者では，力学的強度が十分ではなくても，QOL改善のために疼痛に応じて歩行を許可することがあります．その場合，荷重歩行を行うリスクについて，患者やその家族にあらかじめ説明する必要があります．

- ● 腰椎術後の安静度は，一般的には術後早期よりコルセット着用のうえで離床を進めることが多く，コルセット装着についてはコンプライアンスの問題も含めて症例ごとに検討します．術前の脊椎不安定性（SINSによる評価）や固定強度の術中判断，脊髄圧迫の程度に基づいて安静度が決定されます．

- ● 腫瘍が残存している場合は，全身治療や放射線治療を併用して，脊髄圧迫予防や骨強度改善を目指しますが，骨強度の改善には数週～数ヵ月の期間を要します．

表1　長管骨転移に対する手術後のリハビリテーション治療のポイント

・腫瘍の部位，骨破壊の程度，術式などにより術後の安静度が変わるので，執刀医に確認が必要 ・原則として，早期から関節可動域訓練や筋力トレーニングを開始し，早期離床を目指す	
術後の安静度に影響を与える因子	
局所因子	部位（荷重部か否か），骨強度（皮質骨の残存範囲），腫瘍残存の有無
術　式	手術の時期（予防的，骨折後） 再建方法（人工関節置換術，髄内釘，そのほかセメント使用の有無や筋肉・腱・靱帯などの再建の有無）
患者因子	年齢，運動機能，認知機能，疼痛，全身状態，生命予後（短ければ患者の希望を最大限に考慮）

● 腫瘍切除を伴わない内固定を行った場合，長管骨でも脊椎でも，腫瘍の局所コントロールが得られなければ骨癒合することはありません．全身治療や局所の放射線治療を併用することで局所の治療効果が得られると，多くの場合数ヵ月の経過で硬化性の変化を生じます．硬化像が出現しても通常の骨よりは弱いと考えるべきですが，現実的には硬化した骨が癒合しているようにみえれば，疼痛に応じた荷重を許可して問題ありません．

文献
1) 日本臨床腫瘍学会（編）：骨転移診療ガイドライン，改訂第2版，南江堂，2022.

■ 放射線治療科での対応

Scene 18 放射線治療科に相談する

- 一部の例外を除いて骨転移が存在する時点で全身疾患であり，根治は望めません．骨転移に対する治療目的は症状の予防・改善，QOLの維持・向上です．

- すべての骨転移に放射線治療が必要なわけではなく，適応判断が重要です．放射線治療に期待される主な効果は，疼痛の緩和，脊髄圧迫症状の予防・緩和，骨折の予防です．

- 放射線治療は骨転移に限らず，すべてのがん性疼痛に対し適応となります．鎮痛薬と放射線治療の併用順序に関して定まったものはなく，放射線治療は痛みのどの段階で検討してもよいとされます．放射線治療は鎮痛薬と比較して体動痛や神経障害性疼痛に有効とされます．一方で，放射線治療開始から疼痛緩和が得られるまでは中央値で3〜4週間を要するとされ[1]，即効性に劣るなどの弱点もあります．表1に放射線治療による疼痛緩和の長所・短所をまとめます [➡p77]．

表1　疼痛緩和における放射線治療の長所と短所

長　所	短　所
・体動痛に強い ・神経障害性疼痛に強い ・有害事象が軽い ・治療期間が短い ・実施が容易 ・入院不要 ・低コスト	・即効性がややわるい ・疼痛部位が多数存在する場合は対応困難 ・疼痛の責任病巣が広範囲におよぶ場合は実施困難 ・同一部位に何度も治療できない（2回は可）

- 放射線治療で疼痛緩和が得られる機序はまだ解明されていませんが，腫瘍に働きかけるだけではなく腫瘍周囲の環境に働きかけている要因も大きいと考えられており，がん種や組織型によらず疼痛緩和目的の放射線治療の適応です．

- 無症状であっても脊椎の骨転移が脊柱管内に進展している場合には，脊髄圧迫症状を予防する目的での放射線治療の適応に関して放射線治療科に相談するのがよいです．

- 脊髄圧迫症状をきたしていて手術適応とならない場合には放射線治療の適応です．麻痺発症から時間が経過していても放射線治療の適応はあります．

- 放射線治療による骨折予防効果は証明されていませんが，手術適応とならない長管骨転移などでは骨折予防目的の放射線治療について検討してもよいかもしれません．

- 放射線治療は脊髄圧迫に対する除圧術後も適応です．長管骨の固定術後にも放射線治療を行うことで，機能予後の改善，疼痛の緩和，再手術の回避などが期待されますが，強いエビデンスはなく，現状では術後照射を行っても行わなくてもどちらでもよいとされています．

📄 文献

1) 8 Gy single fraction radiotherapy for the treatment of metastatic skeletal pain : randomised comparison with a multifraction schedule over 12 months of patient follow-up. Radiother Oncol. 1999;52:111-121.

| Chapter 1 | Chapter 2 | Chapter 3 |

■ 放射線治療科での対応

Scene 19 痛みの再発に追加照射を検討する

- 以前に放射線治療を行った骨転移に起因する疼痛に対し，同一部位への再照射の有効性，安全性が知られています．薬物療法の進歩による骨転移患者の生命予後延長に伴い再照射のニーズが高まっています．

- 初回照射での奏効の有無（疼痛緩和が得られたかどうか）は再照射の効果予測因子にならないことが知られています[1]．つまり，1) 初回照射が奏効後に疼痛が増悪した場合，2) 初回照射が奏効したけれどもまだ疼痛が残存している場合，3) 初回照射が奏効しなかった場合，のいずれにおいても再照射が奏効する確率は同等です．初回照射が非奏効であった場合にも再照射の適応があるので注意が必要です．

> ［初回照射奏効の有無と再照射の奏効割合[1]］
> ◦ 初回治療奏効患者の再照射…63% ◦ 初回治療非奏効患者の再照射…62%

- 初回照射の線量分割に関しても，再照射の効果予測因子にならないことが知られています．初回照射よりも低い線量で再照射を行った場合でも効果が期待できます．

- 初回照射施行後に奏効が得られる患者のうち，初回照射開始から4週間以内に奏効が得られるのは50%程度，8週間以内では80%程度です[2]．4週間時点で奏効が得られていない場合でも，それ以降の奏効が十分に期待できます．このことから，再照射の検討時期は初回照射開始から2ヵ月（8週）以降とするように推奨しています．

- 同一部位への3回目の照射の可否に関しては定まった見解はありません．

文献

1) van der Linden YM, et al：Single fraction radiotherapy is efficacious：a further analysis of the Dutch Bone Metastasis Study controlling for the influence of retreatment. Int J Radiat Oncol Biol Phys. 2004；59：528–537.

2) 8 Gy single fraction radiotherapy for the treatment of metastatic skeletal pain：randomised comparison with a multifraction schedule over 12 months of patient follow-up. Radiother Oncol. 1999；52：111–121.

■ 放射線治療科での対応

Scene 20 追加照射が困難な有痛性骨転移への対応

- 追加照射が困難な有痛性骨転移には，インターベンショナル・ラジオロジー（IVR）が治療選択肢の一つです．
- 有痛性骨転移へのIVRとして，椎体形成術（骨セメント治療）（図1）[➡p64]，ラジオ波焼灼術（RFA）（図2）[➡p74]，動脈塞栓術（図3）[➡p72]が保険適用となっています．
- 治療適応についてはIVR医に相談しましょう．

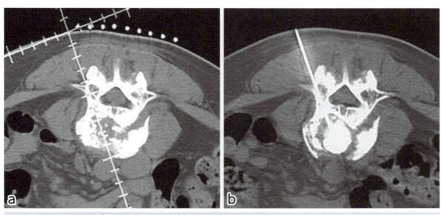

図1　椎体形成術（骨セメント治療）：第4腰椎転移
a：治療前プランニング．
b：骨セメント充填．治療後，痛みは軽減しました．

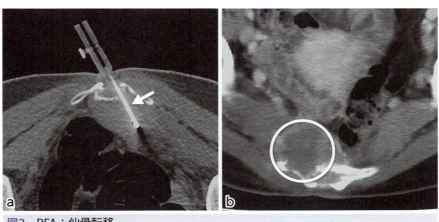

図2　RFA：仙骨転移
a：ラジオ波電極針を病変に穿刺（腹臥位）．
b：治療2週間後，病変内に壊死を認めます（背臥位）．痛みは軽減しています．

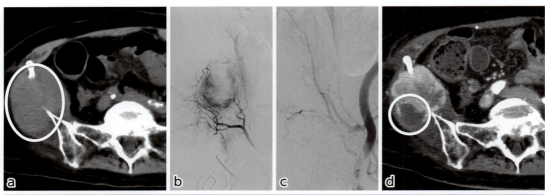

図3　動脈塞栓療法：右腸骨転移
a： 単純CT所見．右腸骨転移による腫瘤形成を認めます．
b： 塞栓前動脈造影．腫瘍濃染を認めます．
c： 塞栓後動脈造影．腫瘍濃染は消失しています．
d： 造影CT所見．治療2週間後．病変内の壊死は部分的ですが，痛みは軽減しています．

- 実施できる施設/施術者が限られているため，IVR医が身近にいない場合は，日本IVR学会のホームページから「IVR手技別病院検索」(https://ivr-search.jsir.or.jp/) を参照してください．

■ 薬物療法・緩和ケア

Scene 21 鎮痛薬，鎮痛補助薬の使い方

- まず安静時痛の有無を確認します．
- 安静時痛があれば，非オピオイド鎮痛薬（以下，非オピオイド）またはオピオイド鎮痛薬（以下，オピオイド）で迅速に鎮痛します（図1）[➡p85]．
- 安静時痛に神経障害性疼痛が混在している場合には，鎮痛補助薬を併用します[➡p88]．
- 高度腎機能障害や消化性潰瘍がある場合には，NSAIDsは避けましょう．
- アセトアミノフェンは，NSAIDsのような副作用がなく，どの患者にも使用できますが，内服の負担感が生じやすいので，効果が得られなければ中止しましょう．アセトアミノフェンは，痛みが軽度の場合，およびオピオイドによる眠気が問題となり，これ以上オピオイドを増量できないときの補助的な鎮痛薬として使用されます．
- 非オピオイドは最大投与量以上には使用できないので，安静時の鎮痛が得られるまでオピオイドを十分増量することが重要です．
- オピオイドは，強オピオイドを使用しましょう．弱オピオイドは例外的な使用にとどめます．強オピオイドと弱オピオイドでは副作用が同等にもかかわらず，鎮痛効果は強オピオイドのほうが優れているからです[1]．
- 弱オピオイドは，肝酵素のCYP2D6で代謝されて鎮痛効果を現しますが，20〜40％の日本人はCYP2D6の働きが弱いため，期待する鎮痛効果が得られない可能性があります．また300mg/日以上は，強オピオイドに変更する必要がありますが，CYP2D6の働きの弱い患者では，通常の換算比で強オピオイドに変更すると過量投与になるリスクがあります．骨転移痛ではいずれ強オピオイドが必要になることが多いため，弱オピオイドを避けて強オピオイドを使用することが得策です．
- トラマドール・アセトアミノフェン配合錠はがん性疼痛には原則的に用いません．オピオイドと非オピオイドを組み合わせた配合剤は，それぞれの鎮痛薬を独立して調整できなくなり，各鎮痛薬の中毒量となりうるリスクがあるため，「推奨しない」とされています[2]．

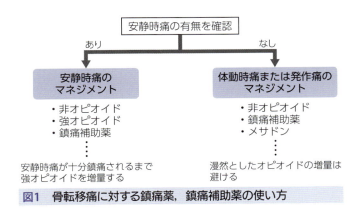

図1　骨転移痛に対する鎮痛薬，鎮痛補助薬の使い方

表1　オピオイドの増量間隔の目安

製剤の種類	効果発現	定期投与時の定常状態に達するまでの時間 （＝増量間隔の目安）
注射剤	数分	6〜12時間
経口徐放性製剤（1日1〜2回）	数時間	2〜3日
経口速放性製剤	数十分	6〜12時間
貼付剤	数時間	3〜5日

注射剤を使用すると，レスキューや増量の効果がより早く得られます．
本表はあくまでも目安であり，各製剤によって若干の違いがあります．
肝・腎機能障害時に定常状態に達するまでの時間は，これより延長することを念頭に置きます．

［文献3）より引用］

表2　オピオイドの概要

	強オピオイド				弱オピオイド	
	モルヒネ	ヒドロモルフォン	オキシコドン	フェンタニル	トラマドール	コデイン
速放製剤	散，錠，液	錠	散，錠，液	粘膜吸収剤	錠	散，錠
徐性製剤	錠，散	錠 （1日1回）	錠 （1日2回）	貼付	錠 （1日1回， 1日2回）	—
注射剤	○	○	○	○	○	—
CYPに関連する 薬物相互作用	—	—	CYP3A4 CYP2D6	CYP3A4	CYP2D6	CYP2D6
腎障害の影響	＋＋＋	＋＋	＋＋	＋	＋＋	＋＋＋

［文献3）より作成］

- 高度腎機能障害がある場合には，モルヒネは避けます．モルヒネとヒドロモルフォン以外のオピオイドではCYPで代謝されるため，抗真菌薬など多くの薬剤との相互作用に注意が必要です（**表1**）[3]．

- 安静時痛が強い場合には，強オピオイドの持続注射を開始しましょう．オピオイドの増量間隔は剤型ごとに異なります．注射剤は，効果発現が定常状態に達するのも早く，数時間ごとに増量できるからです（**表2**）[3]．

- 一方，安静時痛がなく，突出痛（体動時痛や発作痛）に対して漫然とオピオイドを増量すると，眠気やせん妄につながります．

- 非オピオイドや鎮痛補助薬，メサドンも使用します．

📄 **文献**

1) 日本緩和医療学会（編）：がん疼痛の薬物療法に関するガイドライン2020年版，金原出版，2020.
2) 木澤義之ほか（監訳）：WHOガイドライン成人・青年における薬物療法・放射線治療によるがん疼痛マネジメント，金原出版，2021.
3) 余宮きのみ：ここが知りたかった緩和ケア，第3版，南江堂，2023.

■ 薬物療法・緩和ケア

Scene 22 骨修飾薬（BMA）を使う際の注意点は？

- 骨転移では，腫瘍による破骨細胞の活性化により骨吸収が亢進しています．結果として骨破壊を招き，骨折，骨痛，脊髄圧迫などの骨関連事象（SRE）を引き起こします．
- BMAはSREの発症予防を目的とした薬剤です．BMAにはゾレドロン酸のようなビスホスホネートとRANKLに対するヒトモノクローナル抗体であるデノスマブがあります．
- ビスホスホネートは破骨細胞に取り込まれ，破骨細胞のアポトーシス誘導および機能喪失を誘導し，骨吸収を抑制します（図1）．骨に転移した腫瘍細胞は破骨細胞を活性化するRANKLを発現します．デノスマブはRANKLの中和抗体として機能し，破骨細胞の機能を抑制します．
- 無症状であっても，画像検査で骨転移が診断されたら早期のBMA開始が望ましいです[1]．
- BMAはSREを抑制し，その発症時期を遅らせます．ただし，生存期間延長に関するエビデンスはありません[2]．
- ビスホスホネート投与後4週目に除痛が得られた割合は18％で，投与早期のBMAの鎮痛効果は十分ではありません[3]．
- デノスマブとゾレドロン酸の有効性を比較したメタ解析では，デノスマブのほうが初回SRE発症までの期間は有意に長いとされます[4]．
- BMAの副作用としては，腎障害，低カルシウム血症，顎骨壊死，非定型骨折，骨痛などがあります．

腎機能障害

- ゾレドロン酸の腎機能障害でグレード3以上の重篤なものは0.4〜6.1％で，障害は可逆

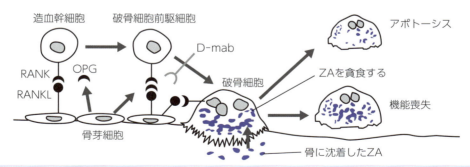

図1　BMAの作用機序

RANKL：receptor of activator of nuclear factor κB ligand（骨芽細胞に発現し，破骨細胞のRANKに作用して，破骨細胞の分化，活性化，生存を促進するリガンド）
OPG：オステオプロテゲリン（RANKLのデコイ受容体として作用し，骨吸収を抑制するサイトカイン）
D-mab：デノスマブ（ヒトRANKLに結合するモノクローナル抗体）
ZA：ゾレドロン酸（ビスホスホネートの一種）

［ゾメタ点滴静注4mg/100mL医薬品インタビューフォーム2021年7月改訂（第15版）より作成］

的かつ一過性です.
- デノスマブによる腎機能障害のうちグレード3以上は0.4％と報告されています.

低カルシウム血症

- ゾレドロン酸による低カルシウム血症のうち，グレード3以上の頻度は1.0～4.7％と報告されています.
- デノスマブによる低カルシウム血症のうち，グレード3以上の頻度は1.3～2.3％とゾレドロン酸より高い傾向にあります.
- 低カルシウム血症に対してビタミンDおよび経口Ca製剤の使用が強く推奨されています.
- ビタミンDおよび経口Ca製剤の補充を受けていない場合，低カルシウム血症の発症率は，5～6倍に増加します
- 腎機能障害（GFR 30mL/分未満）がある場合，天然型ビタミンDの活性化が障害されるため，活性型ビタミンD製剤の使用が適切です.

顎骨壊死[➡p37も参照]

- 薬剤誘発の顎骨壊死は薬剤関連顎骨壊死（MRONJ）と呼ばれます.
- MRONJの発症率は1～10％であり，ビスホスホネートの種類，総投与量，投与期間，歯科病歴に依存して増えます.とくに抜歯はMRONJ発生率を16倍，総義歯は5倍増加させるとされます.一方で，適切な口腔衛生管理をすることはMRONJを低下させます（7.8％→1.7％）
- ゾレドロン酸とデノスマブのMRONJ発症頻度は同程度とされます.
- BMA投与前には，侵襲的歯科治療を終えておくことがMRONJ予防に効果的です.
- 抜歯が必要な場合，抜歯前のBMA休薬（2ヵ月前）は不要とされます.これには，BMA休薬完了まで待つと抜歯の理由となる感染の悪化が懸念されること，BMA休薬によるSREの増加，デノスマブでは急な中止による椎骨骨折の増加が懸念されるためです.

de-escalation

- ゾレドロン酸のde-escalationとは，これまで3～4週ごとに投与していたゾレドロン酸を最大12週間隔に延長することです.
- 乳がん，前立腺がん，多発性骨髄腫などの患者に対して，すでに3～4週ごとにBMAが投与され，骨転移が制御されている患者についてその投与間隔を延長した結果，SREの増加は認められませんでした

📄 文献

1) Aapro M, et al：Guidance on the use of bisphosphonates in solid tumours：recommendations of an international expert panel. Ann Oncol. 2008；19：420-432.
2) Machado M, et al：Efficacy of clodronate, pamidronate, and zoledronate in reducing morbidity and mortality in cancer patients with bone metastasis：a meta-analysis of randomized clinical trials. Clin Ther. 2009；31：962-979.
3) Wong R, et al：Bisphosphonates for the relief of pain secondary to bone metastases. Cochrane Database Syst Rev. 2002：CD002068.
4) Jiang L, et al：Comparison of denosumab and zoledronic acid for the treatment of solid tumors and multiple myeloma with bone metastasis：a systematic review and meta-analysis based on randomized controlled trials. J Orthop Surg Res. 2021；16：400.

■ 薬物療法・緩和ケア

Scene 23 骨修飾薬（BMA）を使う際の歯科受診について

- BMAによる顎骨壊死・顎骨骨髄炎は，薬剤関連顎骨壊死（MRONJ）と呼ばれ，近年増加しています．
- 下記の3項目を満たした場合にMRONJと診断します．
    1) ビスホスホネートやデノスマブによる治療歴があること．
    2) 8週間以上持続して，口腔顎顔面領域に骨露出を認める，または口腔内，あるいは口腔外から骨を触知できる瘻孔を8週間以上認めること．ただし，「顎骨壊死ポジションペーパー 2023」[1]では8週以内でも経過や画像所見などから明らかに治癒傾向のない骨壊死を認める場合にはMRONJと診断できるとしています．
    3) 原則として，顎骨への放射線照射歴がないこと．また，顎骨病変が原発性がんや顎骨へのがん転移ではないこと．
- MRONJ予防には，医師と歯科医師だけではなく，患者と接する薬剤師とも情報を共有し，それぞれの役割や治療の重要性を互いに理解することが大切です（図1）．
- BMAを使用する場合は，時間が許せば歯科介入を依頼し，口腔管理を継続することが大切です．また，薬剤師にもMRONJに対する正しい知識のもとで患者と接してもらう必要があり，そのために情報を適切に共有して連携を図る必要があります．
- BMA投与までの時間的余裕があれば，歯および顎骨の感染性疾患を治療しておくべきです（図2）．抜歯が必要な場合は，概ね2週間程度で抜歯窩の閉鎖（上皮化）が完了するため，投与開始の目安とします．また，歯周疾患に対する治療を含めた口腔衛生管理を徹底し，口腔細菌数を減少させておくことが重要です．
- BMAの投与中・投与後においても，歯科医師による口腔内の定期的な診査ならびに口

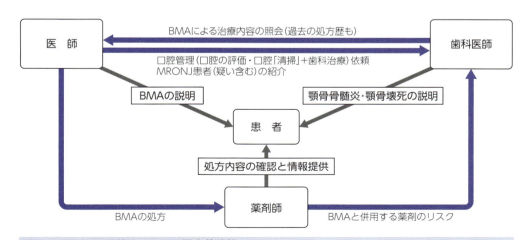

図1 MRONJを予防するための医歯薬連携
［日本口腔外科学会ほか：薬剤関連顎骨壊死の病態と管理：顎骨壊死検討委員会ポジションペーパー 2023をもとに作成］

37

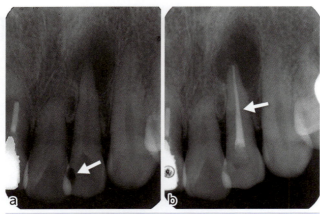

図2　歯科治療前後のX線像
a：左上顎側切歯に齲蝕を認め，根尖病変を併発しています．
b：齲蝕を除去し，根管に充填剤を填入しました．

腔衛生管理が重要です．

文献
1) 日本口腔外科学会ほか：薬剤関連顎骨壊死の病態と管理：顎骨壊死検討委員会ポジションペーパー 2023. https://www.jsoms.or.jp/medical/pdf/work/guideline_202307.pdf（アクセス年月日：2024年9月17日）

■ 薬物療法・緩和ケア

Scene 24 顎骨壊死が起きたら？

- 薬剤関連顎骨壊死（MRONJ）は無症状の場合もありますが，初期症状として，歯やあごが痛む，歯茎やあごが腫れる，歯がぐらつくなどの症状が出現します．その後，歯ぐきの部分の骨の露出や膿が出るなどの症状が生じます．
- MRONJ・顎骨骨髄炎の発症を高める因子として，糖尿病，自己免疫疾患，人工透析，骨系統疾患などの治療を受けている場合，重度の貧血や喫煙，飲酒，肥満などが報告されています[1]．また，口腔内の局所因子として，口腔衛生状態の不良や歯周病，進行した齲歯，抜歯，合わない入れ歯などがあげられます．
- MRONJの発症頻度は高くありませんが，発症すると治療が困難な場合もあるため，定期的に歯科を受診し，歯ぐきの状態のチェックを受け，ブラッシング（口腔清掃）指導，歯石の除去，入れ歯の調整などを受けることが大切です．
- MRONJの治療には保存的治療（抗菌性洗口液，洗浄など）および外科的治療（壊死骨・周囲骨除去など）（図1）がありますが，最近は外科的治療が有効であるという報告が多くみられます[1]［➡p172］．
- 抜歯を含めた侵襲的歯科治療における骨修飾薬（BMA）の休薬については，医師と歯科医師で情報共有しつつ，休薬の利点欠点を勘案しながら検討する必要があります．

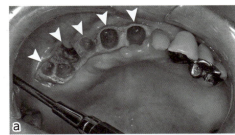
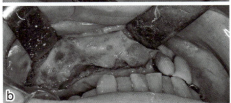
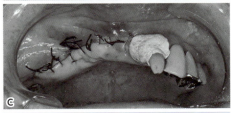

図1　MRONJの外科的治療（壊死骨の除去）
80歳台男性．前立腺がん骨転移にてBMAを使用．3年後に右側上顎の歯牙が脱落しました．
a：初診時．右側上顎に壊死骨を認めます．
b：壊死骨除去時．
c：手術終了時．歯肉を一次縫縮しています．

文献
1) 日本口腔外科学会ほか：薬剤関連顎骨壊死の病態と管理：顎骨壊死検討委員会ポジションペーパー 2023. https://www.jsoms.or.jp/medical/pdf/work/guideline_202307.pdf（アクセス年月日：2024年9月17日）

薬物療法・緩和ケア

Scene 25 肺がんの骨転移の薬物療法は？

- **肺がんは骨転移の頻度が比較的高いがん**であり，本邦で行われた前向き観察研究の結果では，臨床病期Ⅳ期の非小細胞肺がんの47.6%，進展型小細胞肺がんの40.4%で診断時に骨転移を伴っていました[1]．
- 同研究によると，骨転移を伴う肺がん患者の30.8%が診断時にすでに骨関連事象（SRE）を合併しており，骨転移の合併からSREを認めるまでの期間の中央値は9.5ヵ月と比較的短いとされています[1]．そのため，骨転移を診断した場合は，**SREの発症を予防するために骨修飾薬（BMA）による治療を開始します**（図1）[1]．
- 骨転移を伴う肺がんは臨床病期Ⅳ期であり，performance status（PS）が保たれていればガイドラインに従い全身薬物療法の実施が推奨されています．ドライバー遺伝子変異/転座陽性肺がんの場合は各ドライバー遺伝子に対する標的療法が，ドライバー遺伝子変異/転座陰性肺がんの場合はPD-L1の発現状況に応じて免疫チェックポイント阻害薬を含む治療または細胞傷害性抗がん薬による治療が推奨されています[2]（詳細は「肺がん診療ガイドライン」参照）．
- 骨転移に対するBMAとしては，**ゾレドロン酸およびデノスマブのいずれかが使用可能です．**肺がんを含む固形がんを対象に実施されたこれら2剤の無作為比較試験の結果，SRE発現までの期間中央値はゾレドロン酸が16.3ヵ月，デノスマブが20.6ヵ月（ハザード比0.84）とデノスマブが長い傾向にあったものの，優越性は示されず，推奨の程度は同等とされています（**図2**）[3]．
- 全身抗がん薬物療法とBMAを併用しても，全生存期間の延長を示すエビデンスは今のところ得られていません[4][→p174, 176]．

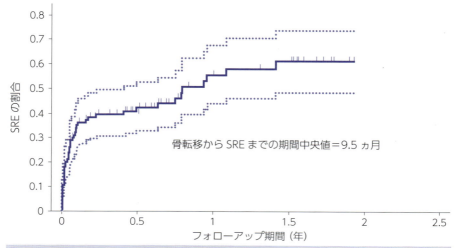

図1 肺がんの骨転移の診断からSRE発症までの期間

［文献1）より引用］

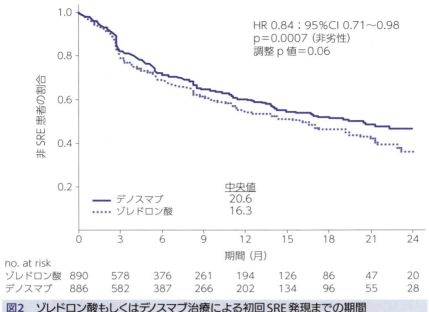

図2 ゾレドロン酸もしくはデノスマブ治療による初回SRE発現までの期間

［文献3）より引用］

文献

1) Katakami N, et al：Prospective study on the incidence of bone metastasis (BM) and skeletal-related events (SREs) in patients (pts) with stage IIIB and IV lung cancer-CSP-HOR 13. J Thorac Oncol. 2014；9：231-238.
2) 日本肺癌学会：肺癌診療ガイドライン：悪性胸膜中皮腫・胸腺腫瘍含む2023年版．
https://www.haigan.gr.jp/publication/guideline/examination/2023/（アクセス年月日：2024年9月17日）
3) Henry DH, et al：Randomized, double-blind study of denosumab versus zoledronic acid in the treatment of bone metastases in patients with advanced cancer (excluding breast and prostate cancer) or multiple myeloma. J Clin Oncol. 2011；29：1125-1132.
4) Peters S, et al：A randomized open-label phase III trial evaluating the addition of denosumab to standard first-line treatment in advanced NSCLC：The European Thoracic Oncology Platform (ETOP) and European Organisation for Research and Treatment of Cancer (EORTC) SPLENDOUR trial. J Thorac Oncol. 2020；15：1647-1656.

| Chapter 1 | Chapter 2 | Chapter 3 |

■ 薬物療法・緩和ケア

Scene 26 乳がんの骨転移の薬物療法は？

- 乳がんの骨転移に対する薬物治療（**表1**）は，乳がんのintrinsic subtypeに応じて行われます[1]．実際の薬物療法の適応は，術前や術後に行われた治療によって異なります．一般的には**表2**に示した治療法がよく行われ，これに骨修飾薬（BMA）を併用します．

- BMA（デノスマブ，ゾレドロン酸，パミドロン酸）は，乳がん骨転移患者の骨関連事象（SRE）を有意に減少させるため，本邦を含む多くの乳がん・骨転移診療ガイドラインで使用が推奨されています．

- ゾレドロン酸に関しては，乳がん骨転移患者に対してプラセボとの比較試験が本邦で行われ，ゾレドロン酸4mgはSREを41％減少させました．疼痛スコアは有意に改善しましたが，QOL，無増悪生存期間（PFS），全生存期間（OS）の改善は認められませんでした[2]．また欧米では，標準治療とされていたパミドロン酸90mgとゾレドロン酸4mgとの比較試験が行われ，ゾレドロン酸がSREを20％減少させたと報告されています[3]．

- デノスマブに関しては，日本人136例を含む乳がん骨転移患者2,046例を対象としたゾレドロン酸との第Ⅲ相比較試験が行われ，デノスマブはSREのリスクを23％低下させました．QOLの一部は改善しましたが，PFSおよびOSについては有意差が認められませんでした[4]．

- 乳がん骨転移の多くは溶骨性と造骨性が混ざった混合性骨転移ですが，造骨性病変のみがみられる場合もあります．これまでの臨床試験のエビデンスによると，BMA治療開始の適応は，溶骨性病変のある症例を対象とするもの[2]と，骨転移があれば適応されるとするもの[3,4]があります．乳がんでも前立腺がんと同様，造骨性病変のみの骨転移で

表1　乳がん骨転移に対する薬物療法

内分泌療法	• SERM：タモキシフェン • アロマターゼ阻害薬：アナストロゾール，レトロゾール，エキセメスタン • LH-RHアゴニスト：リュープロリド，ゴセレリン • SERD：フルベストラント
分子標的薬	• CDK阻害薬：パルボシクリブ，アベマシクリブ • AKT阻害薬：カピバセルチブ • mTOR阻害薬：エベロリムス • HER2阻害薬：トラスツズマブ，ペルツズマブ，ラパチニブ • 抗HER2抗体薬物複合体：トラスツズマブ エムタンシン，トラスツズマブ デルクステカン
化学療法薬	• アンスラサイクリン：ドキソルビシン，エピルビシン • タキサン：パクリタキセル，ドセタキセル，ナブパクリタキセル • フッ化ピリミジン製剤：フルオロウラシル，カペシタビン，TS-1 • プラチナ製剤：カルボプラチン • その他：エリブリン，ゲムシタビン，ビノレルビン
免疫チェックポイント阻害薬	• アテゾリズマブ，ペムブロリズマブ

SERM：選択的エストロゲン受容体モジュレーター，LH-RH：性腺刺激ホルモン放出ホルモン，SERD：選択的エストロゲン受容体分解薬

42　Chapter 1．骨転移診療のScene別プラクティス

表2　乳がんサブタイプに応じた一般的な治療法

luminal type	• 1st line：アロマターゼ阻害薬＋CDK阻害薬 • 2nd line：SERD（＋CDK阻害薬またはAKT阻害薬） • 3rd line：アロマターゼ阻害薬＋mTOR阻害薬または化学療法
HER2 type	• 1st line：タキサン＋HER2阻害薬（2種類） • 2nd line：抗HER2抗体薬物複合体
triple negative type	• 1st line：チェックポイント阻害薬＋タキサンあるいはプラチナ製剤 • 2nd line：化学療法

あっても BMA の有効性が期待されます．

● ただし，乳がん骨転移患者の生命予後は比較的長期（骨転移のみの場合は5年以上）であることが多く，一般臨床では BMA の副作用を考慮しながら，患者の希望に沿って，溶骨性病変が認められるときに治療を開始することが多いです．

● BMA の投与継続期間や，どのタイミングで中止すべきかについてのエビデンスはありません．米国臨床腫瘍学会（ASCO）や欧州臨床腫瘍学会（ESMO）のガイドラインでは，骨転移が認められる限り BMA 治療を継続することが推奨されていま[5,6]．

● BMA の副作用や投与期間については Scene 22 を参照してください[➡p35]．

📄 文献

1) 日本乳癌学会：乳癌診療ガイドライン2022年版：2024年3月WEB版．
https://jbcs.xsrv.jp/guideline/2022/202403_web/（アクセス年月日：2024年10月25日）

2) Kohno N, et al：Zoledronic acid significantly reduces skeletal complications compared with placebo in Japanese women with bone metastases from breast cancer：a randomized, placebo-controlled trial. J Clin Oncol. 2005；23：3314-3321.

3) Rosen LS, et al：Zoledronic acid is superior to pamidronate for the treatment of bone metastases in breast carcinoma patients with at least one osteolytic lesion. Cancer. 2004；100：36-43.

4) Stopeck AT, et al：Denosumab compared with zoledronic acid for the treatment of bone metastases in patients with advanced breast cancer：a randomized, double-blind study. J Clin Oncol. 2010；28：5132-5139.

5) Van Poznak CH, et al：American society of clinical oncology clinical practice guideline update：recommendations on the role of bone-modifying agents in metastatic breast cancer. J Oncol Pract. 2011；7：117-121.

6) Gennari A, et al：ESMO Clinical Practice Guideline for the diagnosis, staging and treatment of patients with metastatic breast cancer. Ann Oncol. 2021；32：1475-1495.

薬物療法・緩和ケア

Scene 27 前立腺がんの骨転移の薬物療法は？

- 進行前立腺がんでは骨転移を高頻度に認めますので，骨シンチグラフィーなどの画像検査が必須です（図1）．骨シンチグラフィーは疑陽性が多く，他の画像検査による確認が必要です．
- 麻痺や痛みなど骨転移に伴う症状を認める場合には，整形外科や放射線科に対応を相談します．
- 前立腺がん骨転移に対してはホルモン療法の効果が高いです．ホルモン療法には，両側精巣摘除術を施行する外科的去勢とLH-RHアゴニストやLH-RHアンタゴニストの注射薬を用いた内科的去勢がありますが，両者の治療効果は同等です．ただし，LH-RHアゴニストにはフレアアップといい，投与初期に症状が増悪することがあるため，症状のある新規前立腺がん患者に使用する場合には，あらかじめ抗アンドロゲン薬の内服を行っておくなどの対応が必要です．ホルモン療法は骨転移を含めた前立腺がん病巣に対して高い治療効果を認めますが，長期間使用することで骨塩量が低下することがあるので，骨密度を測定するなど注意が必要です．
- 最近ではアビラテロンやエンザルタミドなど，効果の高い新規ホルモン剤やドセタキセルを治療初期からホルモン療法に併用することが増えています．
- ホルモン療法の効果がなくなった状態を去勢抵抗性前立腺がんといい，ビスホスホネー

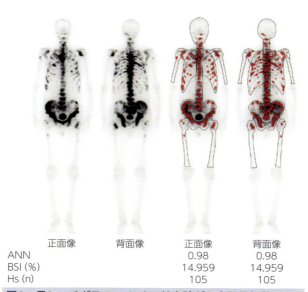

	正面像	背面像	正面像	背面像
ANN			0.98	0.98
BSI (%)			14.959	14.959
Hs (n)			105	105

図1 骨シンチグラフィーによる前立腺がん多発骨転移所見

ANN：artificial neural network
BSI：Bone Scan Index
Hs：hot spots

ト製剤のゾレドロン酸や抗RANKL抗体のデノスマブを使用することで骨折などの骨関連事象（SRE）を減らすことができます．一方で，これらの薬剤には低カルシウム血症や顎骨壊死などの副作用が生じることがあるため，注意が必要です．

● 放射性同位元素である塩化ラジウム-223を用いた核医学治療は骨転移のみの去勢抵抗性前立腺がん患者に適応があります．腫瘍マーカー PSA の値は下がらないことが多いですが，SRE発生までの期間を遅らせる効果や，全生存期間を延長させる効果が認められます [➡p182,184].

Chapter 1

■ 薬物療法・緩和ケア

Scene 28 多発性骨髄腫の薬物療法は？

診 断

- 高齢者で腰痛を自覚している方には，多発性骨髄腫を鑑別にあげて検査を実施しましょう．とくに血清蛋白が高値の場合には積極的に疑います．
- CRAB症状（C：高カルシウム血症，R：腎障害，A：貧血，B：骨病変）は多発性骨髄腫に典型的な症状です．
- 蛋白分画像でM蛋白を認め（図1），免疫電気泳動・免疫固定法でモノクローナルなバンドが確認できれば多発性骨髄腫，もしくは意義不明の単クローン性免疫グロブリン血症（MGUS）が確定します．
- 血液内科医へのコンサルテーションは，血清蛋白高値（8.0〜8.3 g/dL以上）で骨病変があれば，まず一報を入れてよいと思います．
- 骨髄穿刺検査で形質細胞が10％以上あれば多発性骨髄腫と確定診断します（図2）．
- 画像検査は，以前は全身の骨X線検査を行っていましたが，最近は全身CTで骨病変のスクリーニングをします．また，PET-CTやDWIBS (diffusion-weighted whole body imaging with background body signal，"ドゥイブス") 法での全身MRIも有用です．

治 療

- 骨病変による痛みが著明であれば，積極的に放射線療法を検討します．
- 脊椎骨病変による脊髄圧迫を認めた場合には，早急な治療介入が必要です [➡p186]．脊髄圧迫によって完全麻痺となった場合，不可逆的な麻痺となるまでの時間は24〜48時

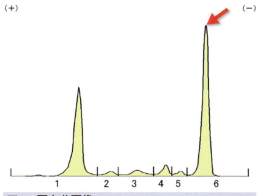

図1 蛋白分画像
γ-グロブリン分画に幅が狭く尖鋭に立ち上がったピーク（Mピーク，矢印）を認めます．免疫グロブリンの1つが単クローン性に上昇していることを示唆します．

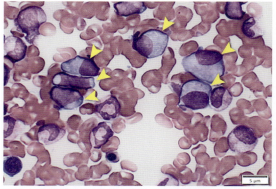

図2 多発性骨髄腫症例の骨髄穿刺標本
大小不同の形質細胞（矢頭）の増加を認めます．

間といわれているため，治療適応の判断には時間の猶予がありません．緊急での放射線治療や，除圧術，化学療法を検討します．

- 骨病変に対する薬物療法として，ビスホスホネート製剤と抗RANKL抗体であるデノスマブは，いずれも骨関連事象（SRE）の抑制に有効であり，日本臨床腫瘍学会の『骨転移診療ガイドライン 改訂第2版』においても強く推奨されています[➡p186]．

- サリドマイド誘導体，プロテアソーム阻害薬，ヒストン脱アセチル化阻害薬，抗CD38モノクローナル抗体，抗SLAMF7抗体に加え，CAR-T療法や二重特異性抗体も多発性骨髄腫に対して保険適用となっています．

- 65歳未満で重要臓器機能が保たれている初発症例では，寛解導入療法として，BLd療法（ボルテゾミブ，レナリドミド，低用量デキサメタゾン）を3〜4コース施行し，大量メルファランを移植前治療とする自家末梢血幹細胞移植の後に，レナリドミド，イキサゾミブ，ボルテゾミブなどによる維持療法を行うところまでが標準治療として確立しています．微小残存病変もモニタリングし，できるだけ深い寛解にもち込むことが予後改善に重要です．

- 一方，骨髄腫自体が易感染性の傾向があるのに加えて，上記の薬物療法による骨髄抑制とデキサメタゾンにより細菌感染，ウイルス感染のリスクが高いため，免疫グロブリン，CD4陽性細胞などのモニタリングを行い，アシクロビル，ST合剤などの予防内服や，免疫グロブリン製剤の補充を必要に応じて行います．

- 自家末梢血幹細胞移植の適応とならない初発症例では，寛解導入療法として，DLd療法（ダラツムマブ，レナリドミド，低用量デキサメタゾン）や，D-MPB療法（ダラツムマブ，メルファラン，プレドニゾロン，ボルテゾミブ）が推奨されています．有害事象として，骨髄抑制，末梢神経障害，血栓症などに注意が必要です．

薬物療法・緩和ケア

Scene 29 骨髄がん症や DIC が起きたら？

- 骨髄がん症は固形がんにおいて，がん細胞が血流に乗って骨髄に広範囲に転移した状態です[1]．胃の低分化がん，印環細胞がんに合併する場合が多いですが，乳がん，大腸がん，肝細胞がん，前立腺がん，悪性黒色腫など，さまざまながん種に合併します．播種性血管内凝固（DIC）などの血液・凝固系の異常を合併することがあり，それらの症例は化学療法を行った場合でも生存期間中央値が3ヵ月程度[2]と予後不良です．
- CTやMRIではびまん性の骨転移病変を認めます．PET-CTや骨シンチグラフィーでは椎体や長管骨などに多数の高集積を呈します（図1）．
- 骨髄がん症に対し特異的に有効な抗がん薬はありません．がん種別，遺伝子変異に応じた全身薬物療法を行っていきます．
- 骨髄がん症を疑ったら，血小板数，凝固・線溶系の検査を適宜行います．日本血栓止血学会「DIC診断基準2017年版」（表1）[3]などの診断基準を用いてDICを診断します．DICとは，感染症や悪性腫瘍など基礎疾患の存在下で凝固・線溶系が亢進し，全身に微小血栓を形成する病態です．凝固過剰状態により凝固因子や血小板が低下すると出血をきたすことがあります．出血症状や臓器障害を発症した場合の予後はきわめて不良（30日生存率20〜45％）[4]であるため，早期の治療介入が重要です．
- DICを合併した場合は，遺伝子組み換えトロンボモジュリン製剤（rTM）を投与します[5]．rTMはプロテインCを活性化し，活性化第V因子および第Ⅷ因子を賦活化することでトロンビン生成を抑制し，血液凝固系の活性化を阻害します．重篤な出血を合併することがあるため，活動性の出血がある症例では禁忌となっています．血小板は2万/μL以上

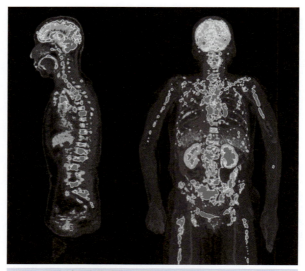

図1　骨髄がん症患者のPET-CT所見

表1 DIC診断基準2017年版

項 目		基本型		造血障害型		感染症型	
一般止血検査	血小板数 ($\times 10^4 \mu$L)	12< 8< ≦12 5< ≦8 ≦5	0点 1点 2点 3点			12< 8< ≦12 5< ≦8 ≦5	0点 1点 2点 3点
		24時間以内に 30%以上の減少	+1点			24時間以内に 30%以上の減少	+1点
	FDP (μg/mL)	<10 10≦ <20 20≦ <40 40≦	0点 1点 2点 3点	<10 10≦ <20 20≦ <40 40≦	0点 1点 2点 3点	<10 10≦ <20 20≦ <40 40≦	0点 1点 2点 3点
	フィブリノゲン (mg/dL)	150< 100< ≦150 ≦100	0点 1点 2点	150< 100< ≦150 ≦100	0点 1点 2点		
	プロトロンビン 時間比	<1.25 1.25≦ <1.67 1.67≦	0点 1点 2点	<1.25 1.25≦ <1.67 1.67≦	0点 1点 2点	<1.25 1.25≦ <1.67 1.67≦	0点 1点 2点
分子マーカー	アンチトロンビン (%)	70< ≦70	0点 1点	70< ≦70	0点 1点	70< ≦70	0点 1点
	TAS, SF またはF1+2	基準範囲上限の 2倍未満 2倍以上	0点 1点	基準範囲上限の 2倍未満 2倍以上	0点 1点	基準範囲上限の 2倍未満 2倍以上	0点 1点
肝不全		なし あり	0点 −3点	なし あり	0点 −3点	なし あり	0点 −3点
DIC診断		6点以上		4点以上		5点以上	

［文献3）より引用］

を維持するように輸血を行います．DICは基礎疾患の治療が最重要のため，これらの治療と並行して抗がん薬治療を行う場合もあります [➡p190].

📄 文献

1) Iguchi H, et al：Recent aspects for disseminated carcinomatosis of the bone marrow associated with gastric cancer：What has been done for the past, and what will be needed in future? World J Gastroenterol 2015；21：12249–12260.

2) Takahashi N, et al：Efficacy and safety of FOLFOX in advanced gastric cancer initially presenting with disseminated intravascular coagulation. In Vivo 2022；36：2447–2452.

3) 日本血栓止血学会：DIC診断基準2017年度版.
https://www.jsth.org/wordpress/guideline/dic診断基準2017年度版/（アクセス年月日：2024年9月17日）

4) Adelborg K, et al：Disseminated intravascular coagulation：epidemiology, biomarkers, and management. Br J Haematol 2021；192：803–818.

5) Tamura K, et al：Recombinant human soluble thrombomodulin (thrombomodulin alfa) to treat disseminated intravascular coagulation in solid tumors：results of a one–arm prospective trial. Int J Clin Oncol 2015；20：821–828.

治療後のモニタリング

Scene 30 骨転移の治療効果のモニタリングはどう行うか？

- 日常の診療において，骨関連事象（SRE：痛み，骨折，麻痺，高カルシウム血症）の有無を評価します（図1）．

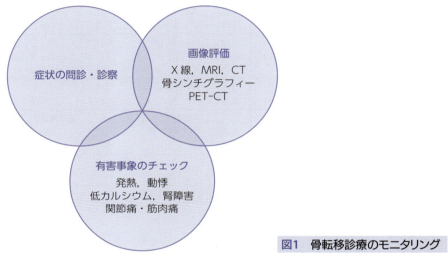

図1　骨転移診療のモニタリング

- SREの程度によって，必要な介入を担当診療科（整形外科，放射線治療科，緩和ケア科，リハビリテーション科）と相談します．
- 同様に日常生活動作（ADL）や生活の質（QOL）を評価します．
- ADLは運動器の専門家である整形外科やリハビリテーション科に評価してもらうとよいでしょう．
- 骨転移自体の診断は画像評価で行います．単純X線やCT，MRIで骨病変や軟部組織の状態を確認します．
- 悪性腫瘍の全貌（他の転移巣や原発巣の状態）についても，上記の画像診断で確認します．
- 表1にモニタリング評価項目および評価のタイミングを示します．
- 長期に使用される鎮痛薬や鎮痛補助薬の適正量や有害事象への対応の際は緩和ケア医や薬剤師と連携する必要があります．
- 骨修飾薬（BMA）の有害事象のモニタリングも必要です．とくに腎機能，血清Ca値などは投与前にチェックする必要があります．薬剤師との連携が必要です．
- BMAの顎骨壊死のモニタリングには定期的な歯科受診が必要です．
- 看護師による患者へのマネジメント教育とそのフィードバックが必要です．

表1　モニタリング評価項目

評価項目	タイミング（原則）
SRE	随時
ADL	随時
QOL	随時
悪性腫瘍の効果判定（骨転移を含む）[*1]	2〜3ヵ月ごと
抗悪性腫瘍薬の有害事象[*2]	毎週〜隔週
免疫チェックポイント阻害薬の有害事象（irAE）[*3]	毎週〜隔週
疼痛緩和	随時
BMAの有害事象	採血検査時
顎骨壊死	随時（とくに投与前は必須）

[*1]：RECIST v1.1 参照.
[*2]：「有害事象共通用語規準 v5.0 日本語訳 JCOG版」参照.
[*3]：「がん免疫療法ガイドライン第3版」（日本臨床腫瘍学会）参照.
骨代謝マーカーは十分なエビデンスが得られていないため，参考にとどめる.

Chapter 2

検査・手技・処方のビジュアルガイド

#01　症状・出現時期

#02　画像検査

#03　外科的手技（椎体）①──スコアリングシステム

#04　外科的手技（椎体）②──脊椎後方除圧術

#05　外科的手技（椎体）③──脊椎後方固定術

#06　外科的手技（椎体）④──経皮的椎体形成術

#07　外科的手技（椎体）⑤──腫瘍脊椎骨全摘術

#08　外科的手技（長管骨）①──スコアリングシステム

#09　外科的手技（長管骨）②──髄内釘固定術

#10　外科的手技（長管骨）③──プレート固定術

#11　外科的手技（長管骨）④──プロステーシス

#12　インターベンショナル・ラジオロジー（IVR）①──血管塞栓術

#13　インターベンショナル・ラジオロジー（IVR）②──RFA, クライオ

#14　放射線治療

#15　装具

#16　痛みの種類

#17　骨修飾薬（BMA）の処方集

#18　鎮痛薬の処方集

#19　鎮痛補助薬の処方集

難易度の解説

★☆☆☆：骨転移診療に携わる医師は誰でも行うことができる

★★☆☆：該当する診療科の医師は行うことができる

★★★☆：該当する診療科のなかでも専門の医師が行うことができる

★★★★：限られた施設や特殊な技術認定をもつ医師のみが実施できる

#01 症状・出現時期

- 骨転移好発がんでは骨転移の有無を常に念頭に置きましょう．
- 骨関連事象（SRE）の内訳は，疼痛，病的骨折，脊髄圧迫です（図1）．
- 骨転移の症状は，乳がんだと多くは骨転移の診断後3ヵ月以内に発生します（図2）．
- 骨移転の発生率は診断から年数が経つほど増えていき，がん種では前立腺がん，乳がん，肺がんの順に多く発生します（表1）．
- 血中に浸潤したがん細胞は骨髄で休眠しています（図3）．

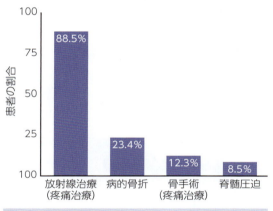

図1　SREの内訳

[Lage MJ, et al：Am J Manag Care. 2008；14：317-322 より作成]

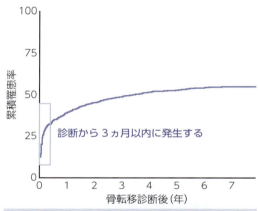

図2　骨転移はいつ頃出現するか

[Jensen AØ, et al：BMC Cancer. 2011；11：29 より作成]

表1　骨転移の累積発生率（期間とがん種）

ステージⅣのがん患者の累積発生率	
がんの診断から1年	18.0%
5年	23.7%
10年	27.6%

1年後の骨転移の累積発生率	
乳がん	36.4%
前立腺がん	45.3%
肺がん	22.9%

[Hernandez RK, et al：BMC Cancer. 2018；18：44 より作成]

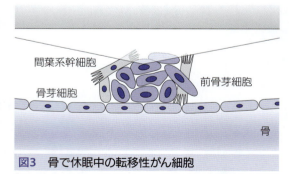

図3　骨で休眠中の転移性がん細胞

[Muscarella AM, et al：J Clin Invest. 2021；131：e143764 より作成]

難易度　★☆☆☆
- がん治療を行う医師ならば押さえておくべき知識です．

#02 画像検査

各種画像検査の概要

スクリーニング検査	
単純X線	• 病変が進行しない限り骨の濃度異常は検出困難です．溶骨性骨転移の場合，骨梁の50%以上が減少しないと所見として現れません • 骨の輪郭の消失や病的骨折の有無に着目することが大切です（**図2**）
CT	• 骨の形態の把握に最も優れ，皮質骨や骨梁の評価，椎体や頭蓋底などの複雑な構造の評価にとくに重要です（**図1**） • 脊椎の溶骨性変化・造骨性変化や病的骨折の評価，軟部腫瘤形成の評価に適しています．一方，骨梁間型骨転移の検出は困難です
MRI （拡散強調像）	• 梗塞などの細胞内浮腫をきたす病変や，悪性リンパ腫などをはじめとする高密度腫瘍では高信号となります • 全身検索において感度87〜93%，特異度95〜96%と報告され，PETと同程度です．拡散強調像では高信号を示し，拡散制限を有します（**図1, 2**）
骨シンチグラフィー	• ⁹⁹ᵐTc標識リン化合物によるシンチグラフィーで，骨代謝が亢進した部位に取り込まれます • 病変の早期検索が可能であり，全身の検査であるため，スクリーニングに適します
FDG-PET	• グルコースの集積の程度を画像化します．骨梁間型骨転移が検出可能です（**図1**） • 転移が好発する骨での集積の解釈には以下のような注意点があります 　脊椎：椎体終板の線上集積，骨棘集積などの変性変化への集積との鑑別が必要です 　肋骨：単発の集積の場合，外傷性変化との鑑別は困難です．骨シンチグラフィーと同様に，長軸に垂直な連続する複数の肋骨集積は外傷性の可能性が高く，転移性骨腫瘍は長軸方向に集積が進展する傾向があります
局所の検査（MRI）	
とくに脊椎転移症例では病変の有無および進展範囲の評価のみならず，脊髄圧迫の程度評価にMRIは必須です．骨梁間型骨転移が検出可能です	
T1強調像	• 主に脂肪が高信号，水が低信号となります • 転移性骨腫瘍は脂肪髄を背景とした場合，T1強調像で最もコントラストが高く描出されます．骨は成人では概ね脂肪髄化しているのに対して，転移性骨腫瘍は軟部組織の信号強度をもっており，T1強調像で低信号に描出されるためです（**図1, 2**） • 背景骨髄に脂肪組織が減少した場合，T1強調像において転移性骨腫瘍の低信号が目立たなくなるため，コントラスト不良となります • 赤色髄と転移性骨腫瘍の鑑別は脱脂肪髄化が著しい場合（大酒家，重喫煙者，ランナーなど）にはしばしば悩ましいですが，T1強調像で内部に脂肪による高信号を認める（bull's eye sign）など，微量でも脂肪組織を検出することは役立ちます
T2強調像	• 水が高信号，脂肪が軽度高信号になります • 転移性骨腫瘍はT2強調像では信号パターンはさまざまであり，T1強調像より感度が低いことが多いです（**図1**） • T2強調像で病巣周囲に高信号域を認める場合（halo sign）は，転移を示唆する所見とされています．脂肪抑制T2強調像では高信号で描出されることが多いです

脂肪抑制画像：T1強調像やT2強調像にて脂肪の高信号を抑制した画像です．T1強調像でもT2強調像でも高信号を示す脂肪，高粘稠度物質，血腫（時期による）の鑑別に役立ちます．もしくは脂肪を含む腫瘍においては，T2/T1強調像で高信号の領域内に脂肪があると病理診断に迫れます（**図1**）．

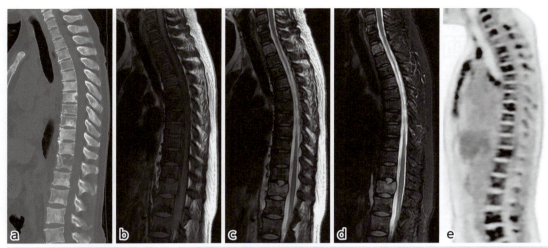

図1　転移性脊椎腫瘍
a：CT，b：T1強調像，c：T2強調像，d：脂肪抑制T2強調像，e：FDG-PET
CTでは溶骨性変化，造骨性変化が混在し，不均一な濃度を示します．
MRIのT1強調像では脊椎はびまん性に低信号を示し，骨髄脂肪の減少を反映します．T2強調像では高信号を示す椎体が散見され，脂肪抑制T2強調像では残存する脂肪信号が抑えられた結果，腫瘍コントラストが上昇しています．FDG-PETでは多発性に高度の集積を認めます．

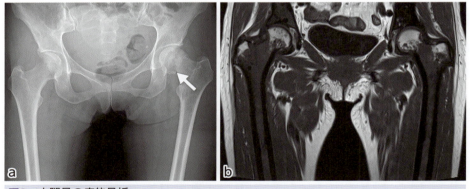

図2　大腿骨の病的骨折
a：単純X線像，b：T1強調像
MRIのT1強調像にて両側大腿骨頚部〜骨幹部にかけて脂肪の高信号が消失し，低信号域に置換されています．単純X線像では左大腿骨頚部に骨折線を認めます（矢印）．

参考文献
1) 藤本　肇：転移性骨腫瘍．新骨軟部画像診断の勘ドコロ，藤本　肇（編），メジカルビュー社，p202-218，2015．
2) 上谷雅孝，麻生暢哉：転移性骨腫瘍．骨軟部疾患の画像診断，第2版，上谷雅孝（編・著），学研，p282-283，2010．
3) 柳下　章ほか：転移性腫瘍．エキスパートのための脊椎脊髄疾患のMRI，第3版，柳下　章（編），三輪書店，p171-175，2015．

> **難易度**　★☆☆☆
> ● 画像の解釈はすべての医師ができることが望ましいです．適宜，放射線科の読影レポートを参照し，最終診断を決定します．

外科的手技（椎体）①
#03 スコアリングシステム

脊椎不安定性の評価：
Spinal Instability Neoplastic Score（SINS）(表1)[1]

- 目的：脊椎転移症例における，外科的介入の必要性を評価します．
- 方法：X線像，CT所見をもとに評価します．
- 活用：0～6点は脊椎安定性あり，7～12点は不安定性の可能性あり，13点以上は不安定性ありと評価します．7点以上は外科的介入の検討が推奨されます．
- ポイント：多職種で治療方針を検討する際に有用です．

表1 SINS

項　目		スコア
部　位	Junctional（後頭骨～C2，C7～Th2，Th11～L1，L5～S1）	3
	Mobile spine（C3～6，L2～4）	2
	Semi-rigid（Th3～10）	1
	Rigid（S2～5）	0
疼　痛	臥位で軽減/体動や脊椎の負荷で増強する	3
	しない	1
	疼痛なし	0
骨病変の性状	溶骨性	2
	混合性	1
	造骨性	0
画像診断による脊椎のアライメント	亜脱臼/転位	4
	新たな変形（後弯/側弯）	2
	正常	0
椎体圧壊	＞50%	3
	＜50%	2
	＞50%椎体浸潤（圧潰なし）	1
	上記以外	0
後側方浸潤	両側	3
	片側	1
	上記以外	0

難易度 ★★☆☆
- 整形外科・放射線科などの医師ならば実施可能です．

予後の予測：新片桐スコア（表2）[2]

- **目的**：骨転移症例における**生命予後を予測**します．
- **方法**：**臨床情報，検査結果**をもとに評価します．
- **活用**：1年生存率が0〜3点では80%以上，4〜6点では30〜80%，7〜10点では10%以下と予測されます．
- **ポイント**：がん治療の進歩に伴い予後が延長しているがん種も多く，それぞれの症例に即して検討を行う必要があります．

表2　新片桐スコア

項　目		スコア
原発巣	増殖が遅いもの 　ホルモン依存性乳がん 　ホルモン依存性前立腺がん 　甲状腺がん，多発性骨髄腫，悪性リンパ腫	0
	中間のもの 　分子標的薬で治療可能な肺がん 　ホルモン不応性乳がん 　ホルモン不応性前立腺がん 　腎細胞がん，子宮内膜がん，卵巣がん，肉腫，その他	2
	増殖が早いもの 　分子標的薬で治療不能な肺がん 　大腸がん，胃がん，膵がん，頭頚部がん，食道がん 　その他の泌尿器がん，メラノーマ 　肝細胞がん，胆嚢がん，子宮頚がん 　原発不明がん	3
内臓転移	結節性の内臓転移や，脳転移	1
	播種性転移（胸膜，腹膜，脳軟膜）	2
検査値	異常：CRP≧0.4mg/dL，LDH≧250IU/L，Alb<3.7g/dL	1
	重大な異常：Plt<10万/μL，Ca≧10.3mg/dL，総Bil≧1.4mg/dL	2
ECOG-PS	3または4	1
化学療法歴	あり	1
多発骨転移	あり	1

難易度　★☆☆☆
- 骨転移診療に関わる医師なら誰でも行える必要があります．

日常生活動作の評価：
Functional Independence Measure（FIM）(表3)[3]

- **目的**：日常生活動作（ADL）を定量的に評価します．
- **方法**：日常行っている動作を18項目（運動機能13項目，認知機能5項目）に分類し，それぞれを1〜7段階（全介助＝1点〜完全自立＝7点）に評価し，加算します（18〜126点）．18〜36点はほぼすべての日常生活動作（ADL）で全面的な介助が必要，37〜72点では一部のADLで介助が必要，73〜108点では大部分のADLで自立，109〜126点では完全自立と解釈されます．
- **活用**：必要な介護量が客観的に評価でき，リハビリテーションを含む治療や看護の効果判定にも有用です．
- **ポイント**：信頼性と妥当性が確認されており，医療者以外でも評価が可能な，汎用性の高い指標です．

表3　FIM

		評価項目		
運動項目	セルフケア	・食事　　・整容	・清拭・入浴　　・更衣（上半身）	・更衣（下半身）　　・トイレ
	排　泄	・排尿コントロール	・排便コントロール	
	移　乗	・ベッド，いす，車いす	・トイレ	・浴槽，シャワー
	移　動	・歩行，車いす	・階段	
認知項目	コミュニケーション	・理解	・表出	・社会的交流
	社会認知	・問題解決	・記憶	

難易度 ★☆☆☆

- 骨転移診療に関わる医師なら誰でも行える必要があります．

文献

1) Fourney DR, et al：Spinal instability neoplastic score：an analysis of reliability and validity from the spine oncology study group. J Clin Oncol. 2011;29:3072-3077.

2) Katagiri H, et al：New prognostic factors and scoring system for patients with skeletal metastasis. Cancer Med. 2014;3:1359-1367.

3) Granger CV, et al：Advances in functional assessment for medical rehabilitation. Top Geriatr Rehabil. 1986;1:59-74.

外科的手技（椎体）②
#04 脊椎後方除圧術

対 象

- 転移性脊椎腫瘍の増大・浸潤によって生じる脊髄，馬尾などの神経の圧迫に対して行います．転移性脊椎腫瘍は局所の疼痛や四肢の感覚障害などで発症します．急性の運動麻痺や歩行障害として発症する場合は緊急で行う必要があります（図1）．
- 頚胸椎レベルは中枢神経である脊髄神経であり，緊急対応が求められます．腰仙椎レベルは末梢神経である馬尾神経であるため，待機的に行えることもあります．
- 脊椎不安定性や病的骨折がある症例は脊椎後方固定術[➡p62]を選択しますが，脊椎の後方要素の切除のみで圧迫の解除（除圧）が得られる症例は本術式を選択します．

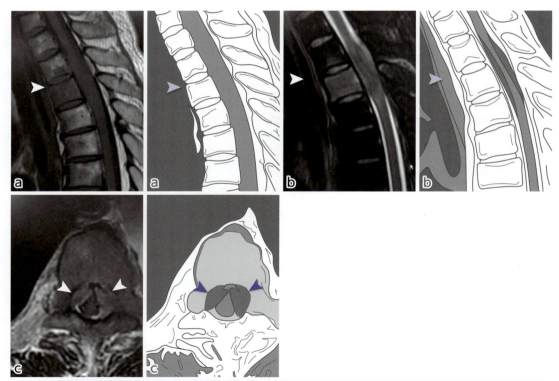

図1 転移性脊椎腫瘍の増大による脊髄神経の圧迫

本症例では急性の歩行障害が生じましたが，X線像では溶骨性変化は確認できませんでした．MRIでは胸椎椎体全体にT1強調像（a）で低信号（暗い），T2強調像（b）で高信号（明るい）の変化を認めました（矢頭）．椎体後方から腫瘍が脊柱管内に浸潤し，後縦靱帯の左右両側から脊髄神経を圧迫するdouble bagサインを呈していました（c，矢頭）．骨破壊はないため脊柱の不安定性や病的骨折はなく，除圧のみでよいと判断しました．

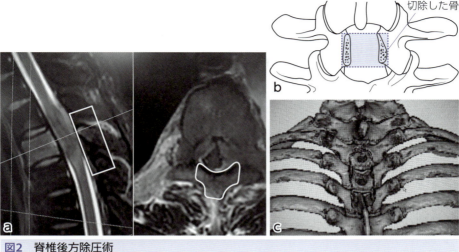

図2　脊椎後方除圧術
a：脊椎の後方要素を白線の範囲で切除します．
b：椎弓切除後の模式図
c：椎弓切除後の3D-CT

実施の判断

- 前立腺がんなどの抗がん治療や放射線の感受性が高いものを除き，脊椎転移による急性の運動麻痺や歩行障害が生じた場合は症状出現直後に実施することが重要です．
- とくに脊髄麻痺の場合は発症から24～48時間以上経過すると，回復が期待できなくなります．麻痺の出現が高い確率で予測される場合は，症状の出現前に予防的に手術を行うことを検討します．

術　式

- 全身麻酔下に腹臥位で行います．
- 腰背部の正中に縦切開を置き，傍脊柱筋を剥離して脊椎後方を展開します．
- 椎弓と黄色靱帯を切除して，神経の圧迫が解除できていることを確認します．硬膜管の圧迫が解除できると，硬膜管の拍動を確認することができます（図2）．
- 人工物を体内に残さない手術であり，感染のリスクは低く，侵襲度は低いです．
- 腫瘍自体に切り込む手術であり，腎がん，肝がん，甲状腺がんのように出血リスクが高い場合は，術前に血管塞栓術を行うことでリスクを大幅に低減できます．
- 不安定性がない場合に行う手術であるため，術翌日から離床が可能です．
- 手術創が落ち着き次第（通常7～14日），放射線治療を行います．

難易度 ★★★☆
- 脊椎専門医であれば実施可能です．

外科的手技（椎体）③
#05 脊椎後方固定術

対象

- 転移性脊椎腫瘍の増大・浸潤によって脊椎に不安定性が生じ，疼痛や麻痺の原因となっている場合に行います（図1）．
- 後方除圧術（前項参照）を行う際に，除圧に伴って後方要素の切除が必要となり，術後不安定性が生じることが予想される場合は，除圧と固定を合わせた除圧固定術が行われます．
- 固定術のなかで，前方からアプローチする前方固定術に比べ，後方からのアプローチで行う後方固定術は医療技術の進歩により，著しく低侵襲化が進みました．
- 後述する低侵襲手技により，現在は手術時間が大幅に短縮し，出血もきわめて少量で実施可能です．

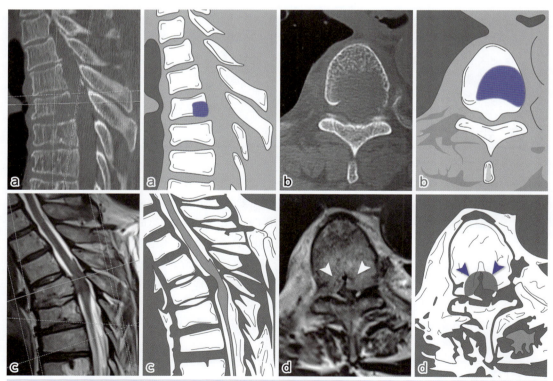

図1 転移性脊椎腫瘍による椎体の溶骨性変化および脊髄神経の圧迫

本症例は急性の歩行障害が生じ，CTでは椎体後方の溶骨性変化が確認できました（a, b）．椎体高は減じていますが，病的骨折は起こしていませんでした（b）．MRIでは，椎体後方から腫瘍が脊柱管内に浸潤し（c），後縦靱帯の左右両側から脊髄神経を圧迫するdouble bagサインを呈していました（d，矢頭）．骨破壊があるため，病的骨折を起こすリスクが高い状態であることから，除圧だけでなく，固定術も必要と判断しました．

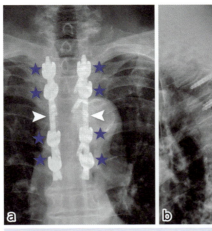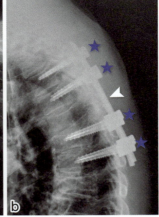

図2 脊椎後方固定術

術　式

- 全身麻酔下に腹臥位で行います．
- 腰背部の正中に縦切開を置き，傍脊柱筋を剥離して，脊椎後方を展開します．椎弓根へスクリュー（螺子）（図2星印）を挿入し，スクリュー同士をロッド（金属棒）（図2矢頭）で締結します．
- 出血の可能性があるため，注意が必要です．
- 椎弓の切除は，神経の圧迫次第では省略できます．除圧が不要な場合は後述の低侵襲手技も選択できます．
- 強固な固定が得られるため，術翌日から離床が可能です．コルセットなどの装具を装着する場合が多いです．
- 手術創が落ち着き次第（通常7〜14日），放射線治療を行います．

低侵襲手技

- 除圧が不要で，固定のみの場合は経皮的な低侵襲手技が選択できます．
- 腰背部の両側に1〜2cmの小切開を置き，専用の器械を使用して，経皮的にスクリュー（螺子）を椎弓根へ挿入します．ロッド（金属棒）も経皮的に挿入できます．
- 軟部組織の展開を要さないため，少ない出血で済みます．術後の創部痛も軽く，感染も少ないと報告されており，整容的にも優れます．

| 難易度 | ★★★☆ |
- 脊椎専門医であれば実施可能です．

外科的手技（椎体）④
#06 経皮的椎体形成術

対象

- 脊椎椎体の病的骨折による疼痛緩和を目的に行われます（図1）．ただし，骨セメントおよび造影剤アレルギーがある患者では実施できません．
- 1椎体に対して5 mm×2ヵ所の皮膚切開で実施可能であり（図2），出血量は少量です．このため，あえて「経皮的椎体形成術」と呼ばれます．
- 椎体内に挿入したセメントが骨折部を支える（図3）ことで早期離床が可能です．

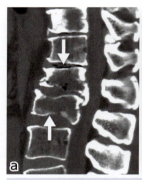 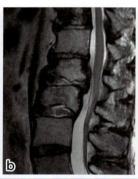 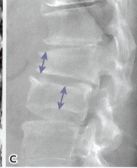 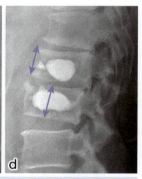

図1　多発脊椎転移の症例

腰痛のため歩行および座位保持が困難となりました．CTでは，L1，L2椎体の圧迫骨折が確認できました（a）．MRIでは，骨片および腫瘍の脊柱管内への進展はみられないため（b），椎体形成術の適応と判断しました．術後，椎体内に挿入したセメントにより椎体高が復元し，腰痛は消失しました（c, d）．

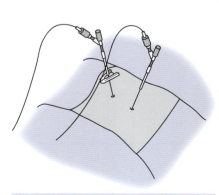 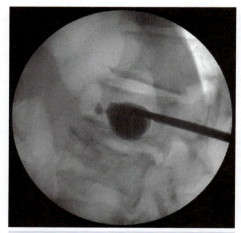

図2　椎体内へのバルーンを含めたカテーテルの挿入

図3　術中にバルーンを膨張させた際の透視画像

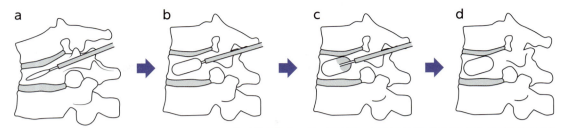

図4 手術の流れ
a：バルーン挿入，b：バルーン拡張，c：骨セメント注入，d：カテーテル抜去

- 原発性骨粗鬆症による急性期脊椎圧迫骨折では一度に1椎体しか実施できませんが，転移性骨腫瘍または多発性骨髄腫による病的骨折では同時に3椎体まで実施できます．
- 骨転移による骨片が脊柱管内にある症例は，バルーン拡張によってセメントが脊柱管内に漏出し，麻痺をきたすリスクがあるため禁忌です．また，腫瘍が脊髄を圧迫し麻痺を生じている場合も実施することができません．この場合は後方除圧固定術が必要です．

術 式

- 全身麻酔下に腹臥位で行います．
- X線透過装置を使用します．骨折椎体を確認し，左右に5mm程度の皮膚切開を置きます．
- 針を椎弓根から椎体内まで進め，バルーンを含むカテーテルを椎体内に挿入します（図4a）．
- バルーン内に造影剤を注入し膨張させ，骨折部をもち上げ，セメントを充填できる空間を作製します（図4b）．
- バルーンを抜去後，作製した空間に骨セメントを注入して（図4c），カテーテルを抜去します（図4d）．
- 手術時間は1椎体あたり30分程度です．
- 術後は翌日からコルセット装着下での歩行を許可します．

難易度 ★★★☆
- 手技に習熟した脊椎専門医のみならず放射線科のIVR専門医であれば実施可能です．

外科的手技（椎体）⑤
#07 腫瘍脊椎骨全摘術

対象

- 「#05．脊椎後方固定術」[➡p62] の対象症例のなかでも以下がよい対象となります（Chapter 3-16 も参照 [➡p122]）．
- 脊椎転移の数が限られている（連続1〜3椎体）もの．
- 転移の範囲に頚椎が含まれていないもの．
- 原発巣のがん腫の放射線感受性が低く，一般的な術後放射線治療では長期の局所制御が困難であることが予想されるもの（例：腎がん，甲状腺がん）．
- 高侵襲の手術に耐えうる全身状態が担保されているもの．

術前準備および術式

- 術前（手術前日が望ましいです）に，放射線科にて切除椎体ならびにその上下1椎体レベルの大動脈から分岐する分節動脈のカテーテルによる塞栓を行います．脊髄動脈が手技中に造影されるようであれば，その部位の塞栓は避けます．
- 全身麻酔下に腹臥位で行います．
- 罹患椎体を中央とした背部正中の縦切開を置き，傍脊柱筋（図1Ⓐ）を剥離して，脊椎後方を展開します．さらに，胸椎レベルでは胸椎横突起（図1Ⓑ）を超えて肋骨基部まで展開，肋骨基部を脊椎から数cmのところで胸膜から剥離して肋骨剪刀で切離します（図1Ⓒ）．ここで椎弓根スクリューを設置して，脊椎後方固定の準備もしておきます．
- 脊椎後方要素（椎弓および椎弓根の背側1/2）は，スレッドワイヤーソーで椎弓根を横切して一塊として切除します．

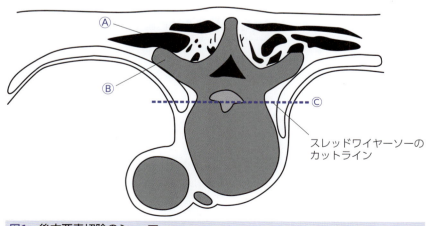

図1　後方要素切除のシェーマ

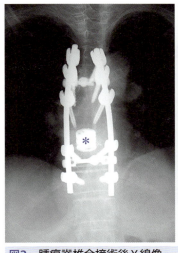 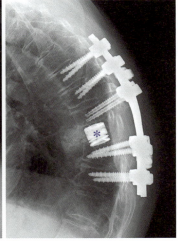

図2　腫瘍脊椎全摘術後X線像
＊：再建ケージ

- 椎体横面を慎重に壁側胸膜から剥離して，椎体前方の頂点まで到達させます．また，硬膜管腹側も椎体後壁から完全に剥離しておきます．ここでスクリュー間をロッドで固定し，脊柱後方固定を片側のみ行っておきます．
- 椎間板を後縦靱帯，前縦靱帯ごと完全に切除椎体の上下で切り離し，椎体を硬膜管を圧迫しないように慎重に後方，非固定側から取り出します．
- 前方の椎体切除後の部分には専用の再建ケージを設置，周囲に十分な植骨を行い，後方固定も両側行い，脊柱再建を完成させます（**図2**）．
- 強固な前後方の脊椎固定ではありますが，切除範囲も大きく，かつ侵襲も通常の後方固定に比較すると大きいため，離床は術後2日目などに行われることが多いです．術後鎮痛も多様な方法で行うことが望ましいです．
- コルセットなどの外固定は本術式に関しては行うべきと判断します．骨癒合がある程度得られるまでの数ヵ月は使用を推奨します．

難易度 ★★★★
- 本術式に習熟した医師ならびに施設において行われるべき手術です．

外科的手技（長管骨）①
#08 スコアリングシステム

- 四肢長管骨の病的骨折リスクの評価法は，Mirelsスコア（図1）を使用します．四肢骨転移の外科的治療の指標として用いられ，病変部位，疼痛，単純X線による病変の性状と皮質骨欠損の程度によって点数化されており，12点満点です．7点以下は病的骨折のリスクは低いとされ，9点以上は積極的に外科的治療を行う指標です．
- ただし，発表されてから35年が経過し，長管骨の骨転移に対する保存的治療は，放射線治療以外に骨修飾薬（BMA），新規ホルモン治療から分子標的薬，免疫チェックポイント阻害薬も加わりました．これらは病的骨折のリスクをやや抑制すると思われ，治療前に高いスコアであっても骨折しないケースが増えることが予想されます．
- Mirelsスコアは6ヵ月の経過でのリスクをみていますが，最近は数年の経過も珍しくはなく，低スコアでも経過のなかで骨折リスクが増大する可能性があります．
- 単純X線での評価ですが，CTの横断像などで判断すると評価が異なってくるかもしれません．

	点　数		
	1	2	3
部位	上肢	下肢	転子部
疼痛	軽度	中等度	重度
性状	造骨性	混合性	溶骨性
大きさ	<1/3	1/3〜2/3	>2/3

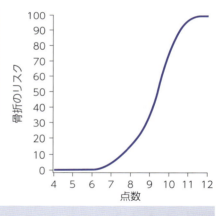

図1　長管骨転移による骨折のリスク

[Mirels H：Clin Orthop Relat Res. 1989；249：256-264]

難易度 ★★★☆
- 整形外科医には知っておいてほしい評価ですが，整形外科の教科書に記載されておらず，残念ながら通常の整形外科医のなかでも一般的とはいえないと思われます．

外科的手技（長管骨）②
#09 髄内釘固定術

- 長管骨の骨転移病変に対して最も多く行われます．そのまま病巣部を貫いて横止めスクリューを刺入し，術後に長管骨全体に放射線治療を行うのが一般的です（図1）
- 大腿骨，上腕骨，脛骨の主に近位部，骨幹部，遠位部にも使用されます（図2）．
- 骨破壊の程度により，病巣部の掻爬および骨セメント充填を加えることがあります（図3）．また，腫瘍用人工関節や人工骨幹などと適応が重なることがあります．

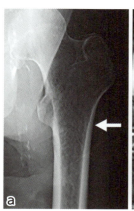
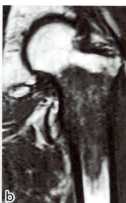
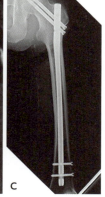

図1 肺がん左大腿骨近位部の骨転移への予防的髄内釘挿入例
a：左大腿骨近位部骨転移（矢印）
b：同部位のMRI所見．病変がより明らかにみえます．
c：髄内釘と横止めスクリュー

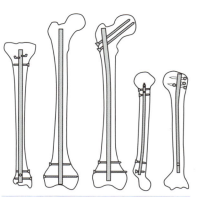

図2 各種髄内釘
左から，脛骨，大腿骨遠位，大腿骨近位，上腕骨遠位，上腕骨近位病変に対応．

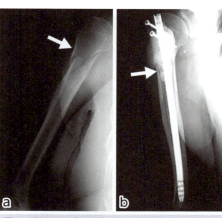

図3 腎細胞がん骨転移病的骨折に対する骨セメントを併用した髄内釘固定
a：右上腕骨病的骨折（矢印），b：骨セメントを併用した髄内釘固定

難易度 ★★☆☆
- 整形外科医であれば，髄内釘固定術は通常可能です．病巣掻爬と骨セメント充填を併用する場合はより専門的（★★★）となります．

外科的手技（長管骨）③
#10 プレート固定術

- 長管骨の骨転移病変に対しては，病的骨折の固定（図1, 2）や，骨欠損のある病変の掻爬後に骨セメントを充填して補強する（図3）処置が行われることがあります．
- 髄内釘と比較すると，施行頻度は低いと思われますが，外傷をみる整形外科医はプレートを好んで使用する場合があります．
- 一般的に髄内釘やプレートを用いた固定は，プロステーシスの弛緩と比較すると耐久性が低く，予後が比較的短い（1〜2年程度）症例により適応があります．

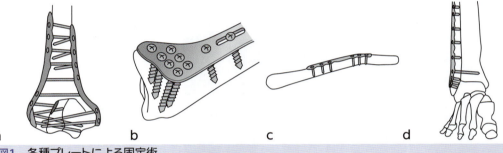

図1　各種プレートによる固定術
a：上腕骨遠位病変，b：橈骨遠位端，c：鎖骨，d：腓骨遠位

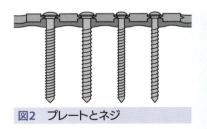

図2　プレートとネジ

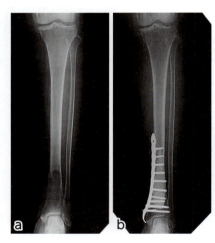

図3　乳がん骨転移例に対するプレート固定術
左脛骨遠位の病変（a）に対して，病巣掻爬と骨セメント充填およびプレート固定を行いました（b）．

難易度 ★★☆☆
● 整形外科医であれば，プレート固定術は可能です．病巣掻爬と骨セメント充填を併用する場合はより専門的（★★★）となります．

外科的手技（長管骨）④
#11 プロステーシス

- プロステーシスは，とくに骨破壊が強く，予後が比較的見込めるケースに使用されます（図1, 2）．大腿骨近位に用いることが多く，大腿骨遠位（図3），脛骨近位（図4）や上腕骨の近位・遠位でも用いられることがあります．骨幹部では人工骨幹という選択肢があります．
- プロステーシス使用の適応の検討と，手技自体として病巣の切除が加わり，髄内釘よりやや難易度が高いため，より専門的に扱われます．

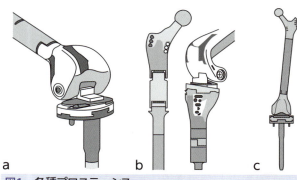

図1 各種プロステーシス
a：大腿骨遠位病変の切除に対応．
b：大腿骨近位（左），脛骨遠位（右）の病変に対応．
c：大腿骨全切除に対応．

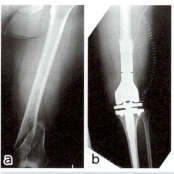

図3 乳がん骨転移例へのプロステーシス置換術
a：大腿骨遠位部の病的骨折．
b：病変切除およびプロステーシス置換後（骨セメント固定）．

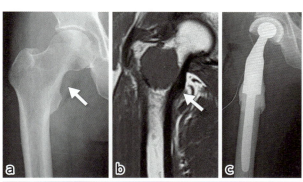

図2 肺がん骨転移例へのプロステーシス置換術
a：右大腿骨頚部から転子部の病巣（矢印）．
b：MRI T1強調像で低信号を呈する（矢印）．
c：病変を切除しプロステーシス置換した（骨セメント固定）．

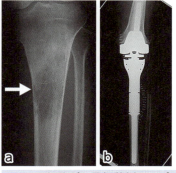

図4 腎細胞がん骨転移例へのプロステーシス置換術
a：右脛骨近位部の病巣（矢印）．
b：病変切除およびプロステーシス置換後（骨セメント固定）．

難易度 ★★★☆
- プロステーシス置換は病変部切除とセットで行われるため，やや専門的です．

インターベンショナル・ラジオロジー（IVR）①
#12 血管塞栓術

- 血管塞栓術は，主に以下に示す3つの目的で施行されます．
  - 術前塞栓術：術中の出血の抑制
  - 局所制御：既存の治療で制御できない病変の病勢制御
  - 症状緩和：主に疼痛の緩和
- 骨病変を栄養する血管にカテーテルを挿入し，ゼラチン製剤や球状塞栓物質を注入することで栄養血管を塞栓します．
- カテーテルは鼠径や腕など，全身のどこからでもアクセスすることができます（図1）．
- 幅広い適応があります．まず放射線科，IVR医にコンサルテーションしてみましょう．
- 有害事象は部位により異なります．

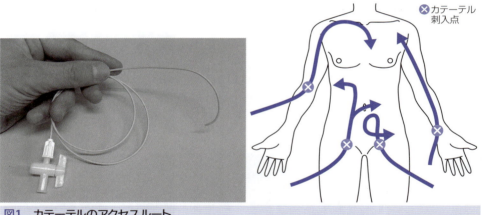

図1　カテーテルのアクセスルート

方　法

- 局所麻酔下に施行することができます．
- 血管造影装置を用います．
- 3〜5 Frのシースを鼠径や上肢から挿入します．
- カテーテルで栄養血管を選択し，塞栓範囲を確認します（図2）．
- 非標的臓器を外せる深部までカテーテルを挿入し，球状塞栓物質で腫瘍血管を塞栓します（図2, 3）．
- 手術時間は1時間前後です．術後は3〜5時間の安静が必要です．

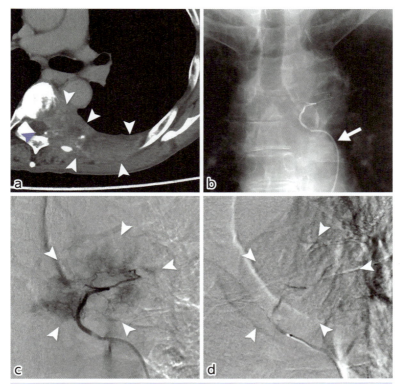

図2　肋骨転移症例に対する血管塞栓術

a：CT所見．肋骨基部に溶骨性転移が認められます（矢頭）．
b, c：塞栓前の血管造影像．カテーテルで左肋間動脈を選択造影しています（b, 矢印）．肋間動脈からの造影では腫瘍濃染が認められます（c, 矢頭）．
d：塞栓後の血管造影．球状塞栓物質による塞栓を行ったところ，腫瘍濃染が消失しました（矢頭）．

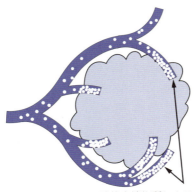

球状塞栓物質による血流遮断

図3　球状塞栓物質注入による栄養血管の塞栓

難易度 ★★★☆
- IVR医であれば実施可能です．

インターベンショナル・ラジオロジー（IVR）②
#13 RFA，クライオ

目 的

- ラジオ波焼灼術（RFA）とクライオアブレーションはthermal ablationの一種であり，それぞれ熱や低温により腫瘍壊死を誘導する治療法です[1]．
- 骨転移による制御困難な疼痛の緩和や局所制御を目的として行われます（図1）．

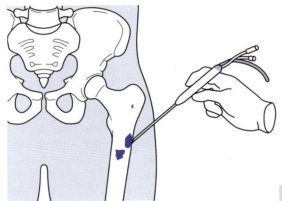

図1 転移性骨腫瘍に対するRFA

適 応

- 標準治療不適・不応の骨転移のうち，根治を目指すことができる少数の転移症例から，疼痛緩和のみを目的とした症例まで幅広い患者が適応です．
- 整形外科・放射線科などの関連する診療科で協議を行い，治療適応を決定します．
- Cool-tip™ RFAシステムEシリーズ（製造販売：コヴィディエンジャパン），RFA Lesionシステム（製造販売：センチュリーメディカル）を用いたRFAにのみ保険適用があります（2024年10月現在）．

方 法（図2, 3）

- CTガイド下穿刺を行うことができる，血管造影室とCTが一体となったIVR-CT室での治療が一般的です．手技時間は通常1〜2時間程度です．
- 治療は局所麻酔下に行います．焼灼時には強い疼痛が生じるため，鎮痛薬・鎮静薬を併用します．症例によっては硬膜外麻酔の追加や，全身麻酔下で治療を行います．
- 適切な体位でCTを撮影し，穿刺経路を決定します．
- CTガイド下にRFA針を病変へ穿刺します．病変が骨内にあり直接穿刺が困難な場合は，骨生検針などを用いて骨孔を作成し，RFA針を骨孔から挿入して病変を穿刺します．

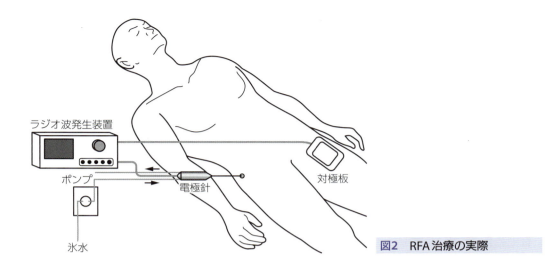

図2　RFA治療の実際

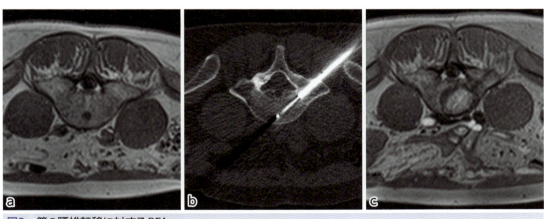

図3　第5腰椎転移に対するRFA
a：術前のT1強調像，b：RFA施行時のCT所見，c：術後のT1強調像

- 重要臓器や神経などが近接し，焼灼による損傷が危惧される場合には，液体や空気などを注入して重要臓器を焼灼域から離す方法を用いて損傷を予防します．
- 骨・軟部悪性腫瘍に対する治療プロトコル[2]に準じて病変部を焼灼します．神経障害を示唆する強い放散痛や運動障害がないかを注意深く観察します．
- システムを抜去し，CTを撮影して合併症の有無を確認します．
- 治療直後はベッド上安静とします．翌日からは安静度制限は必要ありませんが，症例によっては術後の荷重制限について検討する必要があります．

長所と短所

- 長所：疼痛緩和効果が比較的速やかに得られること，治療時に周辺組織や機能温存が可能なこと，短い入院期間などがあげられます．
- 短所：RFAでは焼灼中に治療範囲を視認できません．合併症予防のためには，正確な解剖の理解と上述した重要臓器を遠ざける必要があります．

● 合併症は，骨折や感染，神経障害，皮膚熱傷などがあげられます[3]．いずれも頻度は低く，骨転移に対するRFAの安全性は高いと考えられます．

文献

1) Chu KF, Dupuy DE：Thermal ablation of tumours：biological mechanisms and advances in therapy. Nat Rev Cancer. 2014；14：199-208.

2) Tanigawa N, et al：Phase I/II study of radiofrequency ablation for painful bone metastases：Japan Interventional Radiology in Oncology Study Group 0208. Cardiovasc Intervent Radiol. 2018；41：1043-1048.

3) Cazzato RL, et al：Complications following percutaneous image-guided radiofrequency ablation of bone tumors：a 10-year dual-center experience. Radiology. 2020；296：227-235.

4) 日本インターベンショナルラジオロジー学会：ラジオ波焼灼術（RFA）適応拡大の適正使用指針．
https://www.jsir.or.jp/wp-content/uploads/2022/08/RFAguidelines.pdf（アクセス年月日：2024年9月25日）

難易度 ★★★★

● 悪性骨腫瘍に対するRFAを施行するためには，日本インターベンショナルラジオロジー学会が公表している「ラジオ波焼灼術（RFA）適応拡大の適正使用指針」[4]の遵守が求められます．

● 術者要件としては画像診断ならびにRFA・クライオアブレーションに関する専門的知識と経験，さらにはeラーニングの受講が必要です．

#14 放射線治療

通常放射線治療（図1）

適応・目的	・疼痛緩和，脊髄圧迫症状の予防・緩和，脊髄圧迫の除圧術後，骨折の予防，長管骨の固定術後
方法・線量分割	・通常照射（3次元原体照射，2次元治療計画） ・8Gy/1回，20Gy/5回，30Gy/10回など
長所と短所	・治療効果：良好 ・有害事象：軽い ・治療計画：簡単 ・準備期間：1〜3日 ・照射時間：10〜15分 ・費用：8〜11.1万円（2024年11月現在）

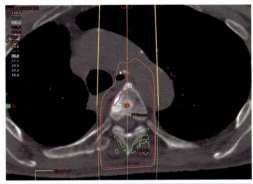

図1 通常放射線治療の線量分布図

定位放射線治療（図2）

適応・目的	・疼痛緩和（脊椎のみ），オリゴ転移に対する生存期間延長
方法・線量分割	・強度変調放射線治療技術を用いた体幹部定位放射線治療 ・疼痛緩和：24Gy/2回 ・オリゴ転移：24Gy/1回，24Gy/2回，27Gy/3回，35Gy/5回など
長所と短所	・治療効果：通常放射線治療よりもさらに良好 ・有害事象：許容範囲（通常放射線治療よりは強い） ・治療計画：かなり複雑 ・準備期間：1〜2週 ・脊椎では治療計画用MRIが必須 ・固定具作成が必須 ・照射時間：30〜60分 ・費用：63万円（2024年11月現在）

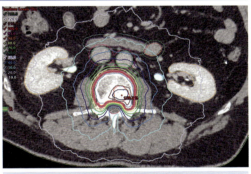

図2 定位放射線治療の線量分布図

難易度 ★★★☆

● 定位放射線治療では有害事象が増えるなどのデメリットもあり，リスクベネフィットバランスを考慮して適応を判断することが重要です．

#15 装具

- 装具を処方する際には，装具を付けていても骨折や麻痺が生じる可能性があることを説明しておく必要があります．しかし，侵襲が少なく患者への負担が少ないため，常に治療選択肢の一つとして考慮すべきです．
- 骨転移に対する補装具療法の目的は，①骨折や麻痺の予防や治療（もしくは悪化の予防），②メカニカルな疼痛の改善，③ADLの改善です．装具により，力学的に固定し変形を軽減，支持性を補強することで骨折や麻痺を予防し，疼痛を改善し，ADLを向上させます．
- 上腕骨骨幹部骨折で，全身治療や放射線治療による保存治療を行う場合には，ファンクショナルブレース（図1）による固定を行います．
- 下腿以遠の骨折に対して保存治療を行う場合や，術後に免荷が必要な場合には，patellar tendon bearing（PTB）免荷装具（図2）を用いることが多いです．
- 脊椎転移に対しては主に，①頚椎装具（図3，表1），②頚胸椎装具（図4，表1），③胸腰

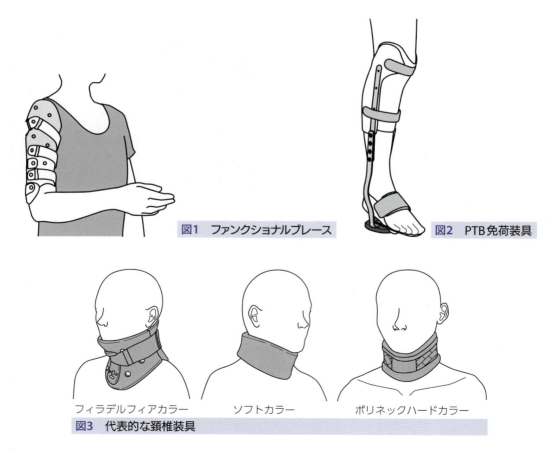

図1　ファンクショナルブレース　　図2　PTB免荷装具

フィラデルフィアカラー　　ソフトカラー　　ポリネックハードカラー
図3　代表的な頚椎装具

表1 頚椎装具と頚胸椎装具

	屈曲伸展制御	回旋制御	快適性
ソフトカラー	△	×	○
ポリネックハードカラー	○	×	△
フィラデルフィアカラー	○	△	×
SOMIブレース	◎	○	××
ハロー装具	◎	◎	×××

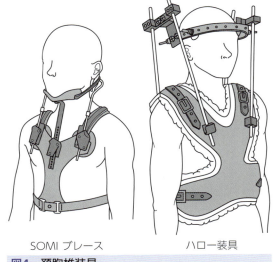

SOMIブレース　　ハロー装具

図4　頚胸椎装具

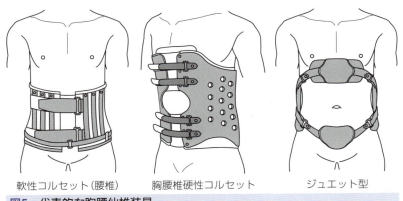

軟性コルセット(腰椎)　胸腰椎硬性コルセット　ジュエット型

図5　代表的な胸腰仙椎装具

仙椎装具・腰仙椎装具(図5, 表2)を用います．脊柱運動の抑止と安定化による局所の安静，炎症や疼痛の軽減，患者に対する心理的効果と注意喚起などの役割があります．

- 歩行補助具には，下肢の免荷，立位・歩行時のバランス向上，歩行時の重心移動の代償などの機能があります．屋内での生活自立を目指し，自宅の環境に合った補助具を選択します．

表2　胸腰仙椎装具

	屈曲伸展制御	回旋制御	快適性
軟性コルセット	○	△	△
胸腰椎硬性コルセット	○	○	×
ジュエット型装具	○	×	○

- 杖としては，T-cane，松葉杖，ロフストランド杖，多点杖などを用います．歩行器としては，フレーム型歩行車，ピックアップ歩行器(車輪付き，交互式など)を用います．
- 歩行器での歩行が困難な場合には，車いすへの移乗自立を目指します．移乗自立が困難な場合でも，スカートガード跳ね上げ式の車いす(図6)やトランスファーボードを用いることで，移乗が自立することがあります．自宅での介助下での移乗が困難と予想され

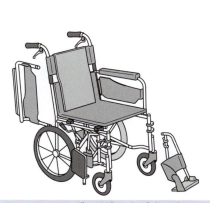
図6 スカートガード跳ね上げ式の車いす

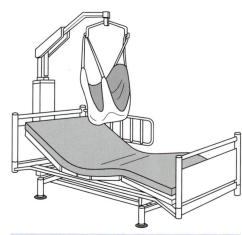
図7 リフター

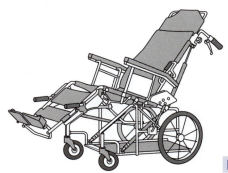
図8 リクライニング・ティルト式車いす

る場合には，リフター（図7）をレンタルして移乗することも可能です．座位での移乗や座位保持が困難な場合には，リクライニング・ティルト式車いす（図8）を使用することもあります．

難易度 ★★☆☆
- 骨転移に対する装具治療は緩和治療の一環です．疼痛や機能の改善度合いと装具装着による不快感を考慮し，バランスがとれた装具を選択することが重要です．

#16 痛みの種類

- 痛みは，ダメージを受ける部分により，侵害受容性疼痛と神経障害性疼痛に分けられます．
- 侵害受容性疼痛は，組織が損傷（侵害）されて生じる痛みで，さらに体性痛と内臓痛に分けられます（**表1**）．
- 侵害受容性疼痛は，一般に非オピオイドやオピオイドなどの鎮痛薬で鎮痛されます．体性痛のなかでも骨転移には骨修飾薬（BMA）も用いられます．
- がんは，組織浸潤にはじまり，体性感覚神経まで浸潤が及ぶと神経障害性疼痛を併発するようになります．つまり，**がんによる神経障害性疼痛は，侵害受容性疼痛との混合痛**であることが大部分です．
- 帯状疱疹後神経痛や糖尿病性神経障害などの非がんの神経障害性疼痛では，神経障害性疼痛の診断に困ることはありません．しかし，混合痛として神経障害性疼痛が発症するがん患者では，神経障害性疼痛を見逃さないよう，その診断方法をしっかり押さえておく必要があります（**表2**）．
- 神経障害性疼痛を診断する際には，まず痛みの範囲を評価しましょう．**デルマトーム（図1）**を参考に，**体性感覚神経の支配領域に痛みの範囲が局在**していることを確認します．
- 痛みの範囲が，画像で説明できる神経解剖学的な分布に沿っており，**感覚鈍麻やアロディニア**があれば神経障害性疼痛と診断できます．
- 加えて，神経障害性疼痛は**痛みの性状が特徴的**なので，性状を確認することでも神経障害性疼痛を疑うことができます．
- 骨転移では，脊椎転移が硬膜外に伸展，あるいは神経根浸潤をきたすと，神経障害性疼痛が生じます．

表1　がん疼痛の種類

	侵害受容性疼痛		神経障害性疼痛
	体性痛	内臓痛	
痛みの原因	・骨，筋肉，皮膚の損傷	・管腔臓器の炎症，閉塞 ・実質臓器の炎症・圧迫 ・臓器皮膜の急激な伸展	・体性感覚*，神経の圧迫や傷害
痛みの範囲	・ピンポイントで限局的	・局在が不明瞭	・神経の支配領域に局在する
痛みの特徴	・体動によって増悪 ・圧痛がある	・悪心・嘔吐，発汗を伴うことがある	・感覚鈍麻または感覚過敏を伴う ・運動麻痺を伴うことがある
痛みの性状	・鋭い痛み，ズキズキなど，ヒリヒリ，うずくような	・鈍痛，重い痛み，ズーンとした，押されるような	・電気が走るような痛み，ビリビリ，ジンジン，焼けるような痛みなど
治療薬	非オピオイド，オピオイド		鎮痛補助薬 ＞オピオイド，非オピオイド
	BMA		

*体性感覚：皮膚感覚（痛覚，温度覚，触覚，圧覚），深部感覚（深部痛覚）．

表2　神経障害性疼痛の診断

神経障害性疼痛は，以下の項目を確認し診断する

1. **臨床症状**
   - 痛みの部位が，神経支配領域と一致している
   - 痛みの部位に，感覚鈍麻，痛覚過敏*またはアロディニア**がある
   - 痛みの性状が特徴的（焼けるような，圧迫するような，電気が走るよう刺すような，締めつけられる，ビリビリした，しびれ）
2. **画像所見**
   - 神経圧迫や浸潤像を認める
3. **その他**
   - 神経障害を示唆する病歴（例：がん治療，外傷，帯状疱疹，糖尿病など）

*痛覚過敏：痛み刺激を通常より強く感じる．
**アロディニア：通常では痛みを起こさない刺激で痛みが誘発される．
[余宮きのみ：ここが知りたかった緩和ケア，改訂第3版，南江堂，2023より許諾を得て転載]

- 2017年に国際疼痛学会から，第3の痛みが提唱され，2021年に日本関連学会連合により「痛覚変調性疼痛」と公式に訳されました．
- 痛覚変調性疼痛は，組織や体性感覚神経のダメージがないにもかかわらず，痛みの感覚異常・過敏によって生じる痛みです．がん患者の痛みは，必ず身体のどこかにダメージがあって生じますが，数ヵ月以上にわたり強い痛みが持続した場合には，痛みの感覚過敏が生じて痛覚変調性疼痛を合併してきます．
- がん性疼痛に痛覚変調性疼痛が併存してくると，疼痛治療は難渋を極めます．そうならないように，早期から，かつ迅速に疼痛治療を行うことが重要です．

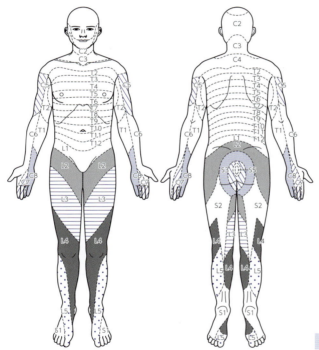

図1　デルマトーム

難易度 ★★☆☆
- 骨転移痛に関わる医療者であれば，痛みの種類を分類するための評価は可能です．

#17 骨修飾薬（BMA）の処方集

	デノスマブ （ランマーク皮下注120mg）	ゾレドロン酸水和物 （ゾメタ点滴静注4mg/5mL＋生理食塩液100mL）
適応	• 多発性骨髄腫による骨病変および固形がん骨転移による骨病変 • 骨巨細胞腫	• 悪性腫瘍による高カルシウム血症 • 多発性骨髄腫による骨病変および固形がん骨転移による骨病変
減量	なし	腎機能に応じて減量
処方例	• 多発性骨髄腫による骨病変および固形がん骨転移による骨病変 →120mgを4週間に1回，皮下投与 • 骨巨細胞腫 →120mgを第1，8，15，29日目に投与，その後は4週間に1回，皮下投与	• 悪性腫瘍による高カルシウム血症 →4mgを日局生理食塩液または日局ブドウ糖注射液（5%）100mLに希釈し，15分以上かけて点滴静脈内投与．なお，再投与が必要な場合には，少なくとも1週間の投与間隔をおく • 多発性骨髄腫による骨病変および固形がん骨転移による骨病変 →4mgを日局生理食塩液または日局ブドウ糖注射液（5%）100mLに希釈し，15分以上かけて3〜4週間間隔で点滴静脈内投与
モニタリング	• ゾレドロン酸は，代謝されず腎排泄されるため，腎機能に応じた血漿中濃度が増加します．そのため投与量調節が必要です（下表）．ゾレドロン酸の減量により腎障害の発生率が正常腎機能患者と同様になることが報告されています[1] • 高カルシウム血症に対しては緊急を要する場合が多く，投与が短期間になるため腎機能に応じた調節は不要です	• デノスマブでは，クレアチニンクリアランス（Ccr）値が30mL/分未満の重度腎疾患患者および透析患者の安全性は確認されていません．透析患者での使用例も報告されていますが，低カルシウム血症が増えることが知られています[2]

腎機能に応じたゾレドロン酸の減量

バイアル製剤		100mLバッグ製剤			
Ccr （mL/分）	調製後濃度 （mg/100mL）	Ccr （mL/分）	濃度調整のために抜き取る本剤の量（mL）	濃度調整のために加える日局生理食塩液または日局ブドウ糖注射液（5%）の量（mL）	調整後の本剤の濃度 （mg/100mL）
>60	4.0	>60	調整不要	調整不要	4.0
50〜60	3.5	50〜60	12.0	12.0	3.5
40〜49	3.3	40〜49	18.0	18.0	3.3
30〜39	3.0	30〜39	25.0	25.0	3.0

100mLバッグ製剤：規定量をバッグから抜き取り新たに同量の日局生理食塩液または日局ブドウ糖注射液（5%）を加えて全量を100mLに調整し投与する．

副作用対策（併用処方）

● デノタスチュアブル配合錠1回2錠，1日1回，経口投与［コレカルシフェロール（日局）400IU，沈降炭酸カルシウム（日局）カルシウムとして610mg，炭酸マグネシウム（日局）マグネシウムとして30mg］．

- 活性型ビタミンD［ロカルトロールカプセル（カルシトリオール）1回0.5μg，1日1回，またはアルファロールカプセル（アルファカルシドール）1回0.5〜1.0μg，1日1回］．カルシウムとして500〜610mg＝乳酸カルシウム3.8〜4.7g/日．
- **骨痛・発熱**
  ロキソプロフェン錠60mg，1回1錠，頓用．
  セレコキシブ錠100mg，1回1錠，1日2回．
  ナプロキセン錠100mg，1日1錠，1日2回．

📄 文献

1) Shah SR, et al：Risk of renal failure in cancer patients with bone metastasis treated with renally adjusted zoledronic acid. Support Care Cancer. 2012；20：87-93.
2) Block GA, et al：A single-dose study of denosumab in patients with various degrees of renal impairment. J Bone Miner Res. 2012；27：1471-1479.

難易度 ★★★☆

- 骨転移の痛みは，安静時と体動時の痛みを分け，オピオイドだけに頼らない除痛が重要です．つまり，BMA，オピオイド，NSAIDsを併用し，過度のオピオイドによる眠気，ADL低下を防ぐバランスが重要です．

#18 鎮痛薬の処方集

- 高度腎機能障害がある場合には，NSAIDsを避けましょう．
- NSAIDsを使用する際には，消化性潰瘍を予防するために，プロトンポンプ阻害薬を併用しましょう（図1）．がんの罹患そのものがNSAIDs潰瘍のリスクになります．
- 非オピオイド鎮痛薬を使用する際にも，レスキュー薬を用意しておきましょう．
- オピオイドを使用する際には，ナルデメジンを併用しましょう（図2, 3）．ナルデメジンは，消化管でのオピオイド作用をブロックすることで，オピオイド誘発性便秘に対処する薬です．
- 安静時痛が鎮痛されるまで，十分に定時オピオイドを増量しましょう（図4）．
- オピオイドの換算比（図5）は，投与経路を変更するときなどに必要な情報です．換算比はあくまでも目安ですから，変更後に必要に応じて投与量の微調整を行うことが重要です．

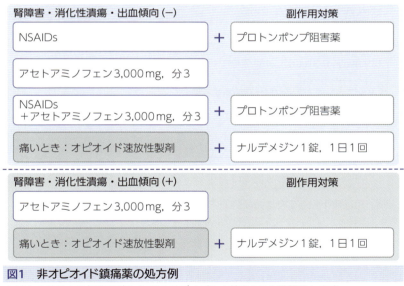

図1 非オピオイド鎮痛薬の処方例
オピオイドによる便秘予防としてナルデメジン1錠を1日1回服用します．

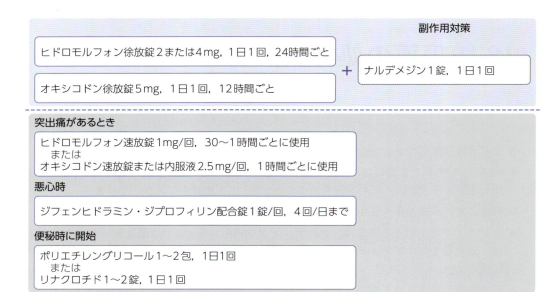

図2　オピオイド鎮痛薬の処方例

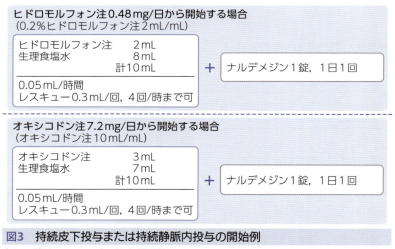

図3　持続皮下投与または持続静脈内投与の開始例

内服困難時または迅速な投与量調整が必要なときには，持続注射を開始します．

定時薬 10mg
レスキュー 1回 2mgを 6回/日使用している

レスキュー薬を利用して増量する場合

レスキュー薬の効果	
鎮痛十分	鎮痛不十分
定時薬＋レスキュー薬総量×0.7＝増量 ➡ 10mg＋12mg×0.7≒18mg ➡ 18mgへ増量	定時薬＋レスキュー薬総量＝増量 ➡ 10mg＋12mg＝22mg ➡ 22mgへ増量

25〜50％ずつ増量する場合

定時薬 10mg/日 ➡ 12〜14mg/日に増量

図4　オピオイド鎮痛薬の増量例
ヒドロモルフォンの剤型で例を示します．オキシコドンやモルヒネ，フェンタニルでも同様の考え方で増量を行います．

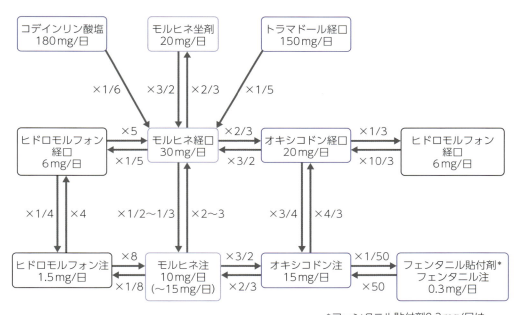

図5　各オピオイドの換算の目安
［余宮きのみ：ここが知りたかった緩和ケア，改訂第3版，南江堂，2023より許諾を得て転載］

難易度 ★★☆☆
- がん疼痛治療に関わる医療者であれば，鎮痛薬による疼痛治療は施行可能です．

#19 鎮痛補助薬の処方集

- 神経障害性疼痛がある場合には，鎮痛補助薬をオピオイドと併用します（**表1**）.
- 保険適用のある鎮痛補助薬はガバペンチノイドであることから，ガバペンチノイドが第一選択です.
- 副作用の忍容性のある範囲で，鎮痛補助薬を十分増量することが効果を得るコツです（**図1, 2**）.
- 異なる機序をもつ鎮痛補助薬を組み合わせることで，良好な鎮痛効果が得られます（**図1**）.
- 鎮痛補助薬のがん性疼痛に対するエビデンスは不十分であるため，専門家の経験や考えに基づいて選択されています.
- 一方で，鎮痛補助薬を使用しなければ鎮痛できない痛みがあることも事実であり，鎮痛が難しい場合には，早めに専門家に相談しましょう.

ミロガバリン1回5mg，1日2回
↓
ミロガバリン1回10mg，1日2回
↓
ミロガバリン1回15mg，1日2回
↓
ミロガバリン1回15mg，1日2回 ＋ ラコサミド1回50mg，1日2回
↓
ミロガバリン1回15mg，1日2回 ＋ ラコサミド1回100mg，1日2回
↓
ミロガバリン1回15mg，1日2回 ＋ ラコサミド1回150mg，1日2回
↓
ミロガバリン1回15mg，1日2回 ＋ ラコサミド1回150mg，1日2回 ＋ ミルタザピン1回15mg，1日1回

図1　鎮痛補助薬の処方例（経口薬）

持続皮下注または持続静注
ケタミン静注用（200mg/20mL）原液
① 慎重に開始したい場合
　　0.05mL/時（12mg/日）から開始し，0.1→0.2→0.3→0.4……
② 強い痛みで早急に対応する場合
　　0.2〜0.4mL/時（24〜48mg/日）から開始し，0.4→0.5→0.6……
（副作用と効果をみながら必要に応じて毎日漸増）
（レスキュー投与は可能.レスキュー量は1時間量など）

持続静注
2％リドカイン（100mg/5mL）
0.5mL/時（240mg/日）より開始し，1.0→1.5→2.0mL/時まで増量
（レスキュー投与はしない）

ラコサミド注1回50mg＋生理食塩水50mL，1日2回，点滴静注（速滴可）
↓
ラコサミド注1回100mg＋生理食塩水50mL，1日2回，点滴静注（速滴可）
↓
ラコサミド注1回150mg＋生理食塩水50mL，1日2回，点滴静注（速滴可）

図2　鎮痛補助薬の処方例（注射薬）

表1 主な鎮痛補助薬

分類	主な薬剤	開始量	最大投与量	増量間隔（目安）	主な副作用	鎮痛の機序
ガバペンチノイド	ミロガバリン	1回5mg 1日2回	〜30 mg/日	1〜3日	眠気 浮腫	Caチャネル阻害作用
	プレガバリン	1回25mg 1日2回	〜600 mg/日	1〜3日		
抗痙攣薬	ラコサミド （経口薬，注射薬）	1回50mg 1日2回	〜400 mg/日	2〜3日	浮動性めまい 副作用が少なく使用しやすい	Naチャネル阻害作用
	クロナゼパム	1回0.5mg 1日1回 （就寝前）	〜3mg/日	2〜6日	眠気	GABAa作動薬 ベンゾジアゼピン系薬
	バルプロ酸	1回200mg 1日2〜3回	1,200 mg/日	2〜3日	眠気，肝障害	GABAa作動薬
抗うつ薬	ノルトリプチリン （三環系抗うつ薬）	1回10mg 1日1回 （就寝前）	〜300 mg/日	1〜7日	抗コリン作用（口喝，排尿困難，便秘），眠気	ノルアドレナリン再取り込み阻害作用 抗ヒスタミン作用 抗5HT$_2$作用
	ミルタザピン （NaSSA）	1回7.5〜15mg 1日1回 （就寝前）	〜45 mg/日	2〜3日	眠気	ノルアドレナリン放出促進作用 抗H$_1$作用 抗5HT$_2$作用
	デュロキセチン （SNRI）	1回20mg 1日1回（朝）	〜60 mg/日	7日	悪心，食欲不振，眠気 中等度のCYP2D6阻害作用を有する	ノルアドレナリン再取り込み阻害作用
NMDA受容体拮抗薬	ケタミン注	12〜48mg/日	〜300 mg/日	1日	眠気，悪夢	オピオイドの鎮痛耐性を改善し，オピオイドの作用を増強する
	メマンチン	1回5mg 1日1回 （就寝前）	〜20 mg/日	7日	眠気	
	イフェンプロジル	1回40mg 1日3回	〜120 mg/日	—	起立性低血圧	
抗不整脈薬	リドカイン注	240mg/日	〜1,000 mg/日	1日	心伝導系障害 眠気*	Naチャネル阻害作用
	メキシレチン	1回50mg 1日3回	〜450 mg/日	1〜3日	悪心，食欲不振	
筋弛緩薬	バクロフェン	1回5mg 1日2〜3回	〜90 mg/日	1日	眠気	GABAb作動薬

*リドカイン：高度の肝・腎障害がある場合には，リドカイン中毒の初期症状である眠気などに注意が必要です．
NaSSA：ノルアドレナリン作動性/特異的セロトニン作動性抗うつ薬，SNRI：セロトニン・ノルアドレナリン再取り込み阻害薬，5HT：セロトニン，H$_1$：ヒスタミン1受容体
ガバペンチノイド以外の薬剤は神経障害性疼痛の保険適用がないことに注意してください．
ミロガバリン，プレガバリン，バクロフェンは，腎排泄のため，腎障害がある場合は減量して用います．とくにミロガバリンとプレガバリンは腎機能のレベルにより投与量が決められています．

難易度 ★★★☆
● 緩和ケアに関する専門医であれば，鎮痛補助薬による疼痛治療は可能です．

Chapter 3

骨転移診療 ケースファイル

- ■ 画像診断（鑑別診断）
  Case 01/02/03/04
- ■ 病理診断
  Case 05
- ■ 骨転移ではなかった誤診例
  Case 06/07
- ■ 骨転移キャンサーボード
  Case 08/09/10
- ■ 装具・リハビリテーション
  Case 11/12/13/14/15
- ■ 整形外科での手術
  Case 16/17/18/19/20/21/22/
  23/24/25/26/27/28/29
- ■ 放射線治療
  Case 30/31
- ■ インターベンショナル・ラジオロジー（IVR）
  Case 32/33/34
- ■ 緩和ケア
  Case 35/36/37
- ■ 骨修飾薬（BMA）の使用
  Case 38/39/40
- ■ 肺がん骨転移の薬物療法
  Case 41/42
- ■ 乳がん骨転移の薬物療法
  Case 43/44
- ■ 前立腺がん骨転移の薬物療法
  Case 45/46
- ■ 多発性骨髄腫の薬物療法
  Case 47/48
- ■ 骨髄がん症
  Case 49

■ 画像診断（鑑別診断）

Case 01 脊椎転移症例の画像的特徴
とくにMRIについて

━━ POINT ━━

● 脊椎転移の画像所見はがん種によって異なりますが，ある程度共通した特徴がみられます．骨粗鬆症による脊椎の圧壊や他の良性病変と比較し，とくにMRIでみることが多い脊椎転移の特徴として，①T1強調像での椎体全体の信号変化，②椎体後壁の鈍的膨隆，③傍椎体や硬膜外への進展，④椎弓根を超えた後方要素への進展，⑤double bag signがあげられます．

● すべてが特異的な所見というわけではありませんが，これらの所見があるときは積極的にがんの脊椎転移を疑って，臨床経過や血液生化学所見，理学所見，他の画像所見と合わせて総合的に判断しましょう．

ケース5例

● **①50歳台女性，乳がん胸椎転移（図1）**：T1強調矢状断像で椎体の軽度圧潰と全体に広がる低信号域を認めます．椎体全体の信号変化です（矢印）．骨粗鬆症では一部のみの変化が多くみられます．

● **②70歳台男性，肺がん胸椎転移（図2）**：T1強調矢状断像で椎体の圧潰があり，鈍的に後方へ膨隆しています．椎体後壁の鈍的膨隆です（矢印）．骨粗鬆症による圧迫骨折では膨隆がなく，破裂骨折では鋭的に突出します．

● **③60歳台女性，大腸がん胸椎転移（図3）**：T1強調水平断像で椎体周囲への腫瘤の進展，脊柱管内への進展と脊髄圧迫，さらに椎弓根を越えた後方への病変の進展がみられます．傍椎体や硬膜外への進展です（矢印）．通常の良性病変や骨粗鬆症による椎体圧潰ではみられることが少ない所見です．

● **④70歳台男性，肝細胞がん胸椎転移（図4）**：T1強調矢状断像で椎体の扁平化と椎体全体の信号変化，さらに椎弓根を越えて後方成分まで信号変化が及んでいるのがわかります（矢印）．椎弓根を越えた後方要素への進展です．これも骨粗鬆症ではほぼみられない所見です．

● **⑤60歳台男性，甲状腺がん胸椎転移（図5）**：T1強調水平断像で椎体全体の膨隆，椎弓根を越えた後方への進展に加えて，脊柱管内に中央の靱帯で分離された2つの瘤のようにみえる膨隆を認めます．double bag signと呼ばれる所見です（矢印）．

メッセージ＆ヒント

◇ 脊椎転移の画像所見では，単純X線やCTで判断されることが多いですが，MRIが決め手になることが多く，特徴的な所見の把握は診断においてとても重要です．

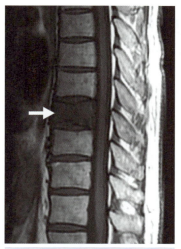

図1 乳がん，胸椎転移

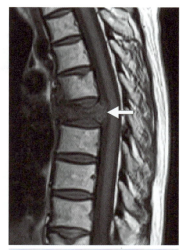

図2 肺がん，胸椎転移

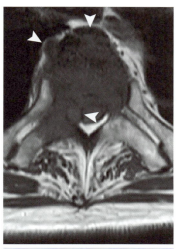

図3 大腸がん，胸椎転移

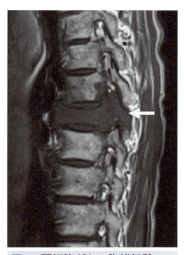

図4 肝細胞がん，胸椎転移

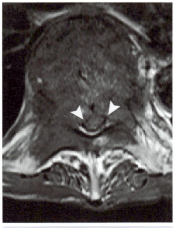

図5 甲状腺がん，胸椎転移

画像診断（鑑別診断）

Case 02 骨転移による病的骨折を疑われた食思不振症によるgelatinous bone marrow

━ POINT ━

- gelatinous bone marrowとは，造血細胞や脂肪細胞の萎縮および骨髄内のゼラチン様基質の多量沈着を特徴とする骨髄の変性です．Böhmは8万件の骨髄生検標本の中から158例のGMTを分析し，その発生率が約0.2％と報告しています[1]．
- 悪性腫瘍，結核，慢性腎不全や潰瘍性大腸炎でみられることが知られており，神経性食思不振症でも同様の変化を認めることがあります[2]．
- 低栄養下で骨髄の脂肪組織が動員された後に，酸性粘液多糖類が増加して補填するために引き起こされるといわれています．
- T1強調像にて脂肪による信号が減少するため，骨髄はびまん性に低信号となります．転移性骨腫瘍もT1強調像が低信号になるため，鑑別が問題となります．

40歳台女性

- 157cm，32kgとるいそうがあり，25年来の食思不振症と診断されています．
- 階段で転倒し，左股関節痛が出現したため受診となりました．
- 単純X線像にて左大腿骨頚部に転位を伴う骨折を認めました（図1）．
- 若年者であるため，病的骨折が疑われてMRIを施行したところ，高度の骨髄脂肪消失を呈しており（図2），髄内病変の有無は判断困難でした．
- 術中掻爬を行った結果，病理学的にはgelatinous bone marrowで，腫瘍細胞は同定されませんでした．高度低栄養者では骨折のリスクが上昇し，gelatinous bone marrowの状態ではMRIにて骨髄内の病変の有無の評価は困難です．

メッセージ&ヒント

- 骨髄脂肪が著減しゼラチン様基質が置換したgelatinous bone marrowの状態では水信号に近い病変の指摘が困難です．
- CTでの腹腔内脂肪のように，MRIにおける骨髄脂肪の存在は病変とのコントラストをなすうえでは非常に重要です．
- 摂食障害患者の骨折では病的骨折のほか，低栄養によるgelatinous bone marrow，骨脆弱化に起因した骨折も鑑別となります．

📄 文献

1) 田口博國ほか：骨髄の膠様変化をきたした神経性食欲不振症の2例．日リンパ網内系会誌1990；30：193-199.
2) Kavuri SB, et al：Gelatinous transformation of bone marrow and concomitant fungal infection in a patient with HIV. Blood. 2022；140：1325.

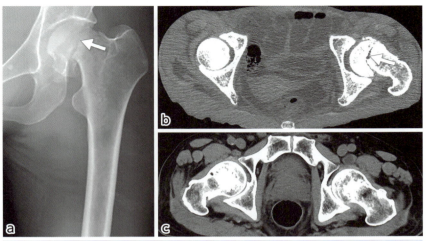

図1 単純X線(a)およびCT(b)所見

a：大腿骨転子間部に転位を伴う骨折を認めます(矢印).
b：骨折がより明瞭に認識できます(矢印).正常参考症例(c)と比較して,びまん性に脂肪が著減していることがわかります(皮下や組織の間の低吸収域が脂肪です).

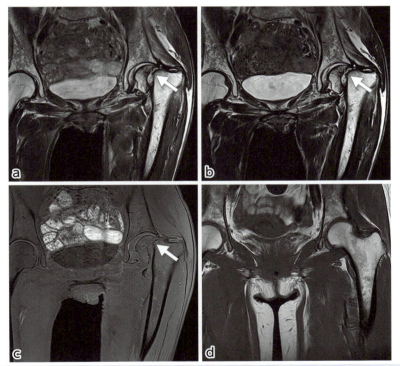

図2 MRI所見

MRIでも骨折が明瞭に認識できます(矢印).左大腿骨頚部の骨折は境界明瞭で,腫瘍性病変は指摘できませんが,水信号(T1強調像で低信号,T2強調像で高信号)に近い病変の存在は除外が困難です.

a, b：T2強調像および脂肪抑制T2強調像はほぼ同様の画像所見を呈しています.骨髄脂肪の著明な低下およびゼラチン様基質の沈着を反映しているためです(矢印).
c：T1強調像もあたかも脂肪抑制T1強調像のような,脂肪組織による高信号が消失した所見を呈しています(矢印).
d：正常参考症例のT1強調像.皮下脂肪や骨髄脂肪が高信号を呈します.

画像診断（鑑別診断）

Case 03 脆弱性骨折による pubic osteolysis

POINT

● pubic osteolysis とは，骨盤部の疼痛や違和感にて発症し，恥骨に急速進行性の骨破壊性変化を認め，self-limiting な経過をたどる疾患です．

● 骨粗鬆症を有する中高年の女性に好発します．外傷や運動過多のエピソードが聴取されることが多いですが，放射線治療後の発症も報告されています[1].

● 放射線治療による pubic osteolysis の累積5年発生率は8.2％から45.2％と幅広いです[2].

80歳台女性，子宮頸がん術後20年

● 恥骨部痛を主訴に他院を受診し，多発溶骨性病変を指摘されて当院紹介受診となりました．

● 単純X線像では，両側恥骨，坐骨に多発する溶骨性変化が顕著で，仮骨形成はみられませんでした（**図1**）．CTおよびMRIにて仙骨にも脆弱性骨折が同定されました（**図2, 3**）．

● FDG-PET/CTにてFDGの有意集積はみられず，その他の転移もみられなかったため，経過観察としました．

● 4年の経過で徐々に骨硬化をきたし，腫瘍の出現はみられていません．

メッセージ＆ヒント

◇ 子宮，直腸，膀胱などの骨盤悪性腫瘍に対する放射線療法後の脆弱性骨折に起因すると考えられている進行性，self-limitting の溶骨性変化（pubic osteolysis）をきたすことがあり，骨転移との鑑別が問題となります．

◇ この疾患を知っておくことは不必要な侵襲的処置を回避するうえで重要です．

文献

1) Vaishya R, et al：Pubic osteolysis in an elderly masquerading as malignancy：a case report and review of literature. J Orthop Case Rep. 2021；11：18-22.

2) De Maio F, et al：Pubic osteolysis simulating a malignant lesion：a case report with long-term follow-up. J Biol Regul Homeost Agents. 2019；33（2 Suppl 1）：183-186.

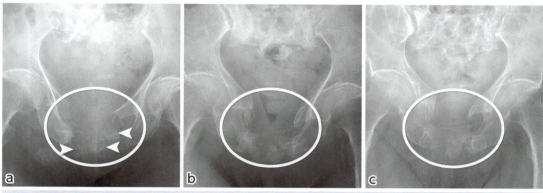

図1 単純X線像
来院時（a）には両側恥骨結合部から上下枝の骨破壊（○）が認められ，近傍に石灰化もしくは骨片と考えられる高濃度結節（矢頭）が多発しています．10ヵ月後（b）および20ヵ月後（c）のフォローアップ写真では硬化縁が出現し，緩徐なリモデリングがみられています．

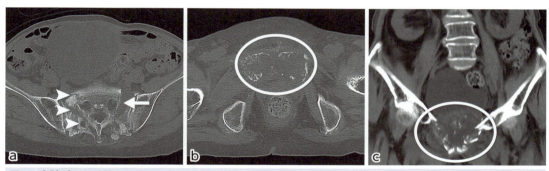

図2 来院時CT所見
a：初診同時期のCTでは両側仙骨翼に脆弱性骨折がみられ，硬化（矢頭），溶骨（矢印）を伴います．
b, c：恥骨には広範囲に溶骨性変化がみられ，骨膨張性変化，皮質骨の断片化，内部石灰化がみられます．内部は低吸収を示しています．

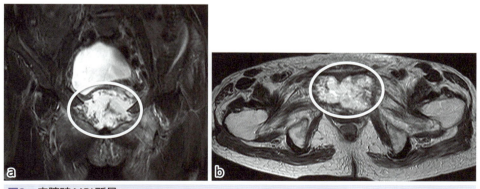

図3 来院時MRI所見
a：脂肪抑制T2強調像，b：T2強調像
両側恥骨の破壊，無構造のデブリ様組織（○）を含む液貯留がみられます．

■ 画像診断（鑑別診断）

Case 04 掌蹠膿疱症性脊椎炎/ SAPHO症候群

POINT

● SAPHO症候群とは，synovitis（滑膜炎），acne（痤瘡），pustulosis（膿疱症），hyperostosis（骨化症），osteitis（骨炎）の頭文字をとった，膿疱性皮膚病変に骨関節炎を合併する症候群です．

● 前胸部，とくに胸鎖関節と胸肋関節を侵す頻度が高く（70〜90％），脊椎，仙腸関節に病変を認めることも多いです（約30％）[1]．

● 皮膚病変が骨病変に先行する例，骨病変が皮膚病変に先行する例，同時期に発症する例がそれぞれ1/3程度あります[2]．画像所見のみでなく，掌蹠膿疱症などの皮膚病変の有無を確認することが診断の鍵です．

50歳台男性

● 背部痛を主訴に来院しました．

● MRIにて複数椎体に，脂肪抑制T2強調像で高信号，T1強調像で低信号領域が認められました（**図1**）．椎体腹側に多く分布し，椎間板を挟んだ分布もみられました．

● 椎体椎間板炎，原発不明がんからの骨転移の除外のため，放射線科にてCTガイド下生検を施行した結果，血清学的陰性脊椎関節炎を疑って慎重な経過観察が提案されました．

● その後，皮膚科にて掌蹠膿疱症の診断が得られました．

● フォローアップMRIでは病変の分布の変化を認めたものの，急激な進行はみられていません（**図2**）．掌蹠膿疱症脊椎炎/SAPHO症候群と考えられました．

メッセージ＆ヒント

◇ 掌蹠膿疱症性脊椎炎では画像所見が椎体椎間板炎，転移性骨腫瘍に類似することがあります．

◇ 病変の椎体腹側への偏在，靱帯に沿った骨棘の形成，椎間板を挟んだ分布は骨転移に非典型的な所見です[3]．このような転移性骨腫瘍に非典型的な画像所見をみた際には，血清学的陰性脊椎関節炎を念頭に置いて全身検索を行います．

📄 文献

1) 藤本 肇：SAPHO症候群（synovitis-acne-pustulosis-hyperostosis-osteitis syndrome）．新骨軟部画像診断の勘ドコロ，藤本 肇（編），メジカルビュー社，p119-120，2015.

2) 上谷雅孝：SAPHOとその関連疾患．関節のMRI，第3版，上谷雅孝（編），メディカル・サイエンス・インターナショナル，p164-176，2020.

3) 上谷雅孝，麻生暢哉：SAPHO症候群．骨軟部疾患の画像診断，第2版，上谷雅孝（編・著），学研，p288，2010.

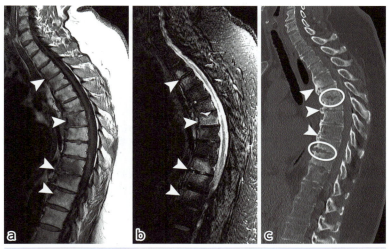

図1 来院時MRIおよびCT所見

a, b：T1強調像（a）および脂肪抑制T2強調像（b）．多発する胸腰椎椎体の異常信号（矢頭）がみられますが，椎体腹側や終板下骨に優位に認められます．
c：CT所見．終板下骨の不整（◯），椎体腹側の硬化，椎体前面の靭帯に沿った骨棘の形成（矢頭）が認められ，血清学的陰性脊椎関節炎が示唆されます．

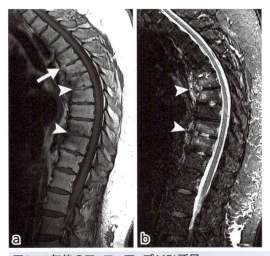

図2 1年後のフォローアップMRI所見

a：T1強調像．上位胸椎にみられた異常信号領域は骨癒合し（矢頭），異常信号の軽減を認め，新たな領域に異常信号が出現しています（矢印）．
b：脂肪抑制T2強調像．椎体腹側の軟部組織の浮腫性変化（矢頭）が目立ち，同領域の活動性の高さを反映していると考えられました．

病理診断

Case 05 病理診断により治療方針が決定され，治療が奏効した例

POINT

- 従来，病理診断は形態学的に組織型を決定するために行われてきましたが，今日では組織診断用パラフィンブロックを用いて遺伝子診断やコンパニオン診断が可能になってきました．
- コンパニオン診断により導き出された分子標的薬は対象腫瘍の特定分子に効果があるとされ，全身の細胞に作用する一般的な抗がん薬に比し副反応が少なく，治療効果が期待できるとされています．
- 分子標的薬は，とくに高齢のため抗がん薬治療や手術が困難な患者への治療として期待されています．

90歳台女性

- 40年前に子宮筋腫に対する手術歴，30年前に片側腎摘出の既往，HBs抗原陽性に対するエンテカビル内服の既往を有していました．
- 受診1年前に右側腹部痛を訴え，その3ヵ月後に近医にて右腸骨腫瘍を指摘されました（**図1**）．全身精査により，左肺舌区に結節陰影が見つかりました（**図2**）．骨腫瘍の生検を行ったところ，腺がんの所見が得られ（**図3a**，対物×10），免疫染色により腫瘍細胞が抗TTF-1抗体陽性を示したことから（**図3b**，対物×10）肺腺がんと診断されました．
- 組織診断用パラフィン包埋切片を用いて *EGFR* 遺伝子検査を行ったところ，L858R変異が同定されました．
- 腸骨腫瘍に対する放射線照射と鎮痛薬投与により疼痛が緩和されました．
- オシメルチニブ40mgをエンテカビルと併用で投薬を始めたところ，肺病変は若干縮小し右下肢浮腫が改善しました．その後，有害事象が生じましたが休薬で改善したため，オシメルチニブ隔日投与を継続し，初診から3年後の現在までPRを維持し，容態は安定しています．

メッセージ&ヒント

- 形態診断だけではなく，遺伝子診断やコンパニオン診断を目的とした生検が今後増加すると考えられます．
- 形態診断やコンパニオン診断のためにはある程度の採取組織量が必要なため切開生検が望ましいのですが，採取部位や健康状態により切開生検が困難な場合でも対象腫瘍によっては針生検あるいは細胞診でコンパニオン診断が可能なこともあります．

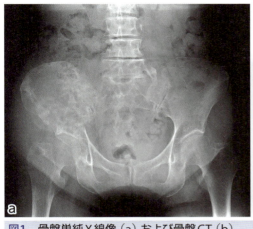
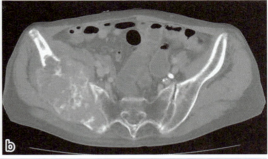

図1　骨盤単純X線像（a）および骨盤CT（b）

a：右腸骨全体を占める，溶骨像と造骨像が混在する骨病変を認めます．
b：右腸骨に，内側および外側の皮質骨を破壊し軟部組織に膨隆する腫瘤を認めます．腫瘤内部には石灰化/骨化がみられます．

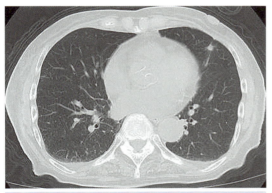

図2　胸部CT（肺野条件）

左肺舌区に結節性腫瘤を認めます．

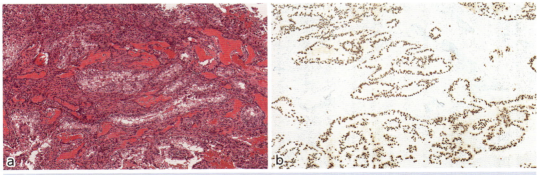

図3　腸骨腫瘍組織所見

a：HE染色．淡明な細胞質を有する腺がん細胞が腺腔を形成し増殖しています．腫瘍胞巣間にみられる好酸性構造物はX線像・CTにて造骨性変化を示す骨芽細胞に縁取られた新生骨です．
b：免疫染色．抗TTF-1抗体に対し，腫瘍細胞核に一致して褐色に染まる陽性所見を認めます．

| Chapter 1 | Chapter 2 | Chapter 3 |

■ 骨転移ではなかった誤診例

Case 06 乳がん脊椎転移
放射線照射後の脆弱性椎体骨折に注意！

POINT
- 放射線照射を受けたがん患者が骨折を起こした場合は，放射線照射による脆弱性骨折の可能性を考慮する必要があります．
- 放射線が破骨細胞を活性化し，骨量が減少します．
- 胃がん術後に放射線照射を受けた患者の1割弱に椎体骨折が発生するとの報告もあります．

■ 50歳台女性，乳がんstage Ⅳ，放射線照射後椎体骨折

- 前医で乳がん（Her2−）の手術を受け，術後にホルモン療法を受けていました．術後10年で第3腰椎に骨転移を発症し，化学療法が追加されました．2年後に異時性乳がん（Her2＋）と診断され，手術を受けました．4年後に腰痛を自覚し，当院を紹介受診しました．

- 骨転移による第3腰椎病的骨折と診断し，放射線照射（3Gy×10回）を行いました．腫瘍内科より原発巣確定を目的とした生検の依頼があり，全身麻酔下に経椎弓根的に第3腰椎椎体から生検を行いました．病理診断は異時性乳がん（Her2＋）の脊椎転移でした．生検後に第3腰椎椎体の圧壊があり，脊柱後側弯症になりましたが，腰痛は鎮痛薬で自制内でした．

- 6ヵ月後に第2腰椎椎体骨折を起こし，腫瘍内科は骨転移による病的骨折と診断しました．しかし，整形外科の診察の結果，骨転移は否定されました．骨密度や骨形成・破壊マーカーも正常であり，放射線照射後の脊椎脆弱性骨折と診断しました．脊柱後側弯が悪化し，右下肢痛の訴えがありました．鎮痛薬を使用しましたが，疼痛コントロールは不良でした．performance status（PS）は3であり，外来通院による化学療法が困難になりました．疼痛コントロールの改善によるADLの上昇を目的とし，手術の方針としました．

- 第10胸椎から第2仙椎までの後方固定と第3腰椎の骨切りを行い，脊柱後側弯症を矯正しました（**図1**）．手術後に右下肢痛は消失しました．PSは0に改善し，退院後に化学療法を再開しました．手術後3年が経過しましたが，乳がんの再発はなく，自立した生活を送っています．

メッセージ&ヒント

- ◇ がん患者が骨折を起こすと，病的骨折と誤診され，不必要な放射線照射や骨修飾薬（BMA）の投与を受けた症例を散見します．
- ◇ 骨転移はstage Ⅳになるため，病的骨折と誤診されたがん患者は外科的治療の対象から外される可能性があります．
- ◇ 放射線照射後の脆弱性椎体骨折と骨転移による病的骨折の鑑別は難しいことが多いですが，MRIのDixon法が有用とされています．
- ◇ 骨折が原因で低下したADLは外科的治療によって改善する可能性があります．

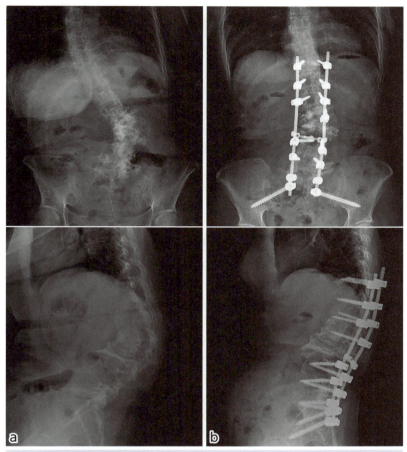

図1　脊柱後側弯症の矯正前・後
a：矯正前，b：矯正後

骨転移ではなかった誤診例

Case 07 乳がん患者の腰部脊柱管狭窄症
骨転移と変性疾患の鑑別

─ POINT ─
- PET-CTでの骨への集積は必ずしも骨転移を意味しません.
- 骨転移と誤診されると,がん患者はstage Ⅳと判断され,原発巣に対する外科的治療を受けられなくなります.
- 身体所見および画像所見から骨転移と変性疾患を鑑別することは,整形外科にとっては難しいことではありません.

70歳台女性,乳がんstage ⅡA,脊椎転移の疑い

- 前医で乳がんの術後にホルモン療法と免疫チェックポイント阻害薬の投与を受けていました.腰痛および右下肢痛を自覚し,骨転移が疑われたため,PET-CTを受けました.腰椎に集積があり,骨転移と診断されました.右下肢痛で歩行も困難となり,乳がんの治療が中断されました.

- 当院を紹介受診し,乳腺外科から整形外科へ骨転移の精査依頼がありました.X線およびMRIで骨転移はなく,腰痛およびPET-CTの集積は変形性脊椎症によるものと判断しました(図1).

- 右下肢痛は間欠性跛行の症状であり,腰部脊柱管狭窄症によるものと判断し,鎮痛薬による保存治療を開始しました.その後も症状の改善が得られませんでした.performance status (PS) は3であり,乳がんの治療は中断したままであったため,手術の方針としました.

- 腰椎椎弓切除術を行い,右下肢痛は改善しました.PSは0になり,乳がんの治療が再開できました.手術後2年で乳がんの再発はありません.

メッセージ＆ヒント

- PET-CTは骨転移診断のゴールドスタンダードですが,オーバートリアージになるケースが散見されます.
- 脊椎は骨転移の頻発部位ですが,椎間関節の関節症性変化や椎体の骨棘形成でもPET-CTで集積することが知られています.
- 骨転移は多くのがん種でstage Ⅳになるため,がん患者は外科的治療の対象から外される可能性があります.
- PET-CTの集積が骨転移か否かは,MRIで評価すれば一目瞭然であることが多いです.

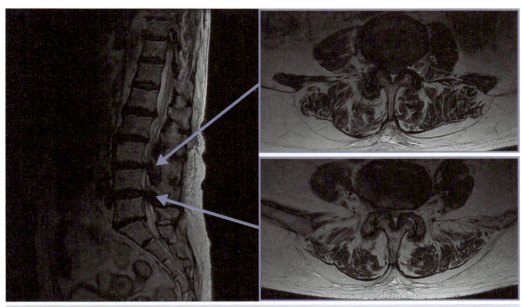
図1 MRI所見

| Chapter 1 | Chapter 2 | Chapter 3 |

■ 骨転移キャンサーボード

Case 08 骨転移キャンサーボードの 立ち上げ・運営

POINT

● 骨転移で困っている症例をきっかけに多職種カンファレンスを行い，その成功体験をもとに，多職種の総意として院内で正式なカンファレンスとして位置づけることが最も現実的です．

● カンファレンスでは，医師の意見が主体となり，医学的情報のみで議論する傾向があるため，各職種が情報や意見を出しやすい仕組みを設定したほうがよいです．そのためには，4分割表の活用や，司会を医師以外の職種にすることなどの工夫が重要です．

● 短時間で終了するためには，事前の準備が大切です．多職種で情報を事前に入手し，それをカンファレンス前に共有しておくことが重要です．

70歳台男性，肺がん＋多臓器転移

● 2週間前からの原因不明の腰痛と右股関節部痛を契機に，肺がん＋多臓器転移（脳，肝，胸腰椎，右大腿骨頚部，リンパ節）と診断されました．主治医（呼吸器内科）は薬物療法を予定し，ADL維持目的でリハビリテーションのオーダーを出しましたが，担当の理学療法士が病室を訪問した際，患者の疼痛が強く，「こんなに痛いのにリハビリなんかできるわけないだろ！」と言われ，安静度についても不明点が多く，介入が難しいと感じました．

● 担当理学療法士は主治医と相談しましたが，主治医も具体的なリハビリ指示が難しく，疼痛コントロールにも困難を感じていました．そこで，主治医は整形外科，放射線治療科，緩和ケアチームにコンサルテーションすることにしました．また，両者の合意で関係部署・職種でカンファレンスを開く方針としました．

● 主治医と担当理学療法士が，それぞれの上長や担当の整形外科医，放射線治療医，病棟師長，担当看護師，緩和ケアチームなどに声をかけ，現状を共有し治療方針を検討するための多職種カンファレンス開催の合意を得ました．1週間後に開催が決定し，各職種の情報を共有するために臨床倫理4分割表を用いて記入し，事前に院内メールで共有しました（図1）．

● カンファレンスでは，司会は主治医と担当理学療法士が務め，開催時間は30分以内としました．4分割表を用いながら，まず医師側から画像を供覧し医学的情報を共有しました．次に看護師や理学療法士から患者の意向やQOLに関する情報を共有し，周囲の状況については看護師や理学療法士，さらに医療ソーシャルワーカーからも情報が共有されました．

● 以下の方針が定まり，患者本人と妻よりインフォームドコンセントを得ました．
  1) 退院のゴールとして，疼痛コントロールと車いす移動を設定しました．
  2) 疼痛コントロールにおいてNSAIDsに加えオピオイドも追加しました．
  3) 胸腰椎と単発の脳病変に対しては放射線治療を開始し，右大腿骨病変については骨折予防のため可及的に手術を行うこととしました．

医学的情報	患者の意向
・70歳台男性，無職 ・非小細胞肺がんⅣ期（脳，肝，多発リンパ節，Th10・L1転移，右大腿骨頚部転移） ・胸椎病変は脊髄圧迫の危険，右大腿骨頚部病変も病的骨折の可能性あり．手術や放射線治療の適応 ・薬物療法を予定 ・推定される生命予後は3ヵ月～1年程度 ・肺がんで根治不能であることは告知済み（生命予後については未告知）	・とにかく痛みをなんとかしてほしい ・痛みがとれたら，早く家に帰ってまた趣味のゴルフをしたいし，孫の顔も見にいきたい
QOL	周囲の状況
・ADLはもともとは完全自立 ・趣味はゴルフと旅行 ・現在は腰痛・右股関節部痛のため，終日ベッド上であり，夜も眠れていない ・食事も進んでいない	・妻（60歳台）との二人暮らし ・妻は健康で夫の介護にも意欲的 ・長男・長女は遠方に住み，仕事と育児に忙しく，協力は難しい ・介護保険は導入未 ・自宅は2階建木造で，寝室は2階

図1　本症例の臨床倫理4分割表

4) 手術終了後，抗がん治療として薬物療法とリハビリテーションで離床を開始しました．
5) 妻と協力して介護保険を導入し，自宅のリフォーム（手すりの設置やベッドを1階に移動）にも着手しました．

● その後，計画どおりに進み，カンファレンス実施から4週間後に自宅退院となりました．外来通院中に胸腰椎と右大腿骨病変も改善し，杖を使いながら自力歩行が可能となりました．ゴルフはできませんでしたが，旅行を楽しみ，孫にも会うことができ，安定した日々を過ごしていました．その際，主治医から本人と妻に対して，余命がそれほど長くない可能性があることが伝えられました．

● いくつかの薬物療法を行いながら経過をみていましたが，1年後にがん性胸膜炎とがん性リンパ管症を発症し再入院しました．本人は自宅での看取りを希望し，その際も多職種カンファレンスを開催して情報共有と方針決定を行いました．1週間後に在宅診療を導入して退院し，妻と子ども，孫に囲まれて2週間後に自宅で永眠されました．

● 多職種カンファレンスメンバーで振り返りを行い，この経験を機に，骨転移患者の治療方針は多職種で行うのがよいという意見が多く寄せられました．院内のがん診療委員会に事例報告と骨転移キャンサーボード（CB）設立の要望を伝え，承認されました．今後は定期的に開催されることとなり，骨転移診療に関わることの多いリハビリテーション科が主催することになりました．

メッセージ&ヒント

◇ 骨転移CBを立ち上げ・運営するためには，同じ問題意識とビジョンを共有できる仲間づくりが重要です．

◇ 4分割表は多職種がフラットな関係で議論できるフォーマットなので，一度試してみてください．

◇ イメージが湧きにくければ，骨転移CBを導入している他施設を見学するのもよいでしょう．

骨転移キャンサーボード

Case 09 骨転移キャンサーボードによる診断の変更
画像診断とその解釈

─── POINT ───

- 骨転移キャンサーボード（CB）での多職種による画像の検討が，診断・治療方針の変更につながることがあります．
- 肺小細胞がん，胃がん，前立腺がん，乳がんなどでは，全身の骨髄に腫瘍が播種し，骨髄がん症になることがあります．
- 進行がんの患者に原因不明の貧血がある場合，骨髄がん症を疑う必要があります．
- 骨梁間型骨転移は，CTでは診断が困難なことが多く，骨シンチグラフィーでも集積がみられないことがあります．MRIで感度が高くT1強調像で低信号として，拡散強調像で高信号に描出されるほか，FDG-PETで集積がみられます．
- 骨梁間型骨転移や，溶骨型転移，混合型転移では，一般的に治療効果により硬化性の変化がみられます．CTで診断できていなかった骨梁間型骨転移が，治療効果により硬化し，新規病変が出現したようにみえてしまうことがある（顕在化と表現される）ため，注意が必要です．
- CTで新規の硬化型転移がみられた場合には，骨梁間型骨転移の顕在化か，新規の硬化型転移の出現かを鑑別する必要があり，肺や軟部病変の大きさの変化や腫瘍マーカーの推移などを考慮に入れて，総合的に診断します．

70歳台女性，肺小細胞がん多発骨転移

- 3ヵ月前から腰背部痛，咳嗽があり，診断目的に当院呼吸器内科を受診しました．初診時は，背部痛や肩の疼痛によりADLが著しく低下しており，performance status (PS) 4でした．CTや骨シンチグラフィー（**図1a,b**）により，肺腫瘍と多発骨転移が疑われ，気管支鏡による生検で肺小細胞がんと診断されました．また，胸椎と腰椎に新鮮な椎体骨折があり，これが腰背部痛の原因と考えられました．さらに，Hb 6.7g/dL，血小板9.9万/μLと原因不明の血球減少がみられました．

- 骨転移CBにて，呼吸器内科，整形外科，放射線科でCT所見を検討した結果，脊椎全体に骨梁がやや粗造で，貧血もあることから，骨髄がん症が疑われ，脊椎MRIで精査する方針となりました．MRI（**図1c,d**）では，T1強調像で全脊椎が低信号となっていたことから，全脊椎や骨盤の骨梁間に腫瘍が浸潤していると考えられ，腸骨骨髄穿刺にて骨髄がん症と診断されました．

- 化学療法2クール終了時点で，小細胞がんの腫瘍マーカーであるproGRPは減少（12,000→3,018pg/mL）しましたが，血清ALP値が上昇（271→3,996U/L）し，骨シンチグラフィー（**図2a**）で異常集積が増加しました．主治医は，原発巣，肝転移，リンパ節転移が縮小しているものの，多発骨転移の増悪があると考え，best supportive care (BSC) とすることも検討していました．そこで，骨転移の画像評価のため再度骨転移CBを開催しました．

- CT（**図2b**）では胸椎の混合型転移に硬化性変化がみられ，治療効果があると考えられました．また，背部痛や肩の疼痛が改善したことから，化学療法が有効であった可能性が

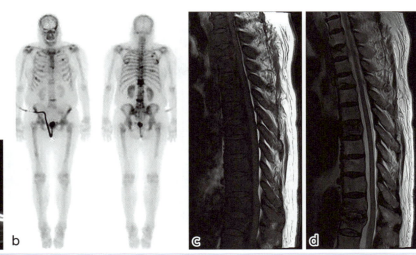

図1　初診時画像所見
a：単純CT，b：骨シンチグラフィー，c：T1強調像，d：T2強調像

高いと判断しました．骨シンチグラフィーにて全身骨への集積が増加したことやALP値が上昇したのは，全身の骨梁間型骨転移が治療効果により硬化型に変化したことによるもの（フレア現症）と考えられました．

- 骨転移に対しても治療効果が得られているとの判断になり，現在の治療を継続する方針となりました．その間リハビリテーション治療も進めたことで，独居の自宅に退院し，外来にて治療を継続することができました．3クール終了後のALPは3,996→762U/Lと改善していました．

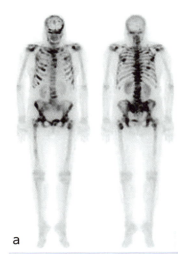
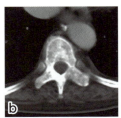

図2　術後画像所見
a：骨シンチグラフィー，b：単純CT

メッセージ&ヒント

- 本症例では，骨シンチグラフィーで数ヵ所に集積がみられ，骨転移が散発しているようにみえましたが，MRIと総合的に判断すると，骨梁間型骨転移による骨髄がん症となっていることがわかりました．
- CTや骨シンチグラフィーで骨梁間型骨転移を診断することは困難であり，原因不明の貧血や背部痛などがあれば，積極的にMRI検査を行うことが重要です．
- 硬化型病変が新出した場合には，治療効果による骨梁間型骨転移の顕在化をみている可能性があるので，常に鑑別診断の一つと考えておく必要があります．過去の他部位のMRIを見直すと診断されていなかった脊椎転移が映り込んでいて，骨梁間型骨転移の存在を診断できることもあります．

■ 骨転移キャンサーボード

Case 10 腎がんの両大腿骨転移でも自宅に帰れた例

---- POINT ----
- 骨折予防のため両下肢免荷とすると，ベッド上安静となりがちです．上肢筋力と本人の運動能力次第では，車いすへの移乗が可能な場合があり，理学療法士と相談することが重要です．
- 上肢の支持で免荷する場合は，必ず上腕骨の骨強度を確認します．
- 安静度を制限した自宅療養では，自宅での生活動作を想定したシミュレーションを行い，どのように動くのかを具体的に指導すると，患者も家族も安心して自宅に帰ることができます．

60歳台男性，腎がんstage Ⅳ，両大腿骨切迫骨折

- 腎がん術後，多発転移で予後は3〜6ヵ月程度と予想されました．両下肢痛の訴えで両大腿骨の切迫骨折が判明し（図1），両下肢完全免荷を指示し，予防的髄内釘の手術を計画しました．一般的には両下肢免荷＝ベッド上安静の指示になりますが，理学療法士より「上肢の筋力が十分あり，工夫すれば車いすに移れるかもしれない」と提案がありました．
- 上腕骨に骨転移がないことを確認し，車いす移乗を許可しました．体重計を両足の下において荷重状態を確認しながら，捻らないように真横にスライドして車いすでのトイレへの移乗が可能になりました（図2）．手術までの約1週間，患者はベッド上の排泄なく過ごせました．
- 予後が短いため，術後は両下肢の荷重をある程度許可したものの，リハビリテーション中に疼痛が出現し，キャンサーボード（CB）で協議を行いました．その結果，1/2部分荷重で痛みが出ないことを確認し，自宅退院することになりました．
- 自宅の間取り図をもとに，トイレや入浴をはじめとした日常生活のあらゆる場面を想定し，ピックアップ型歩行器を使用した動作をシミュレーション（図3）して退院しました．
- 退院前に，CBメンバーと病棟看護師，患者と家族，ケアマネージャーでカンファレンスを行い，無事に通院加療を継続できました．約3ヵ月後に亡くなる直前まで歩行可能でした．

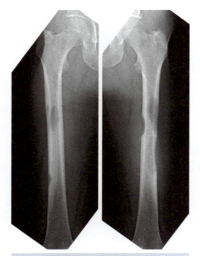

図1　術前単純X線像

［有賀悦子ほか（監）：運動器マネジメントが患者の生活を変える！がんの骨転移ナビ，医学書院，2016より許諾を得て転載］

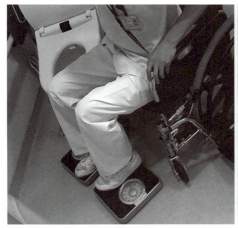
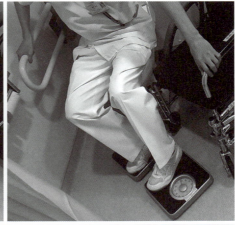

図2　車いすでのトイレへの移乗

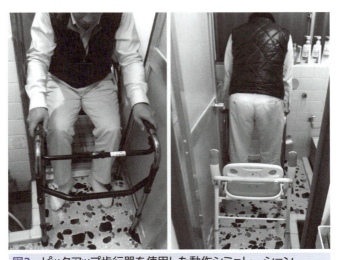

図3　ピックアップ歩行器を使用した動作シミュレーション
風呂場に歩行器で入り，シャワーチェアを介助者が差し込んでドアを閉めてから着座できるか，納入予定の介護用品を用いてシミュレーションを行いました．

メッセージ&ヒント

- 免荷の指示は骨折予防のために重要ですが，それによって患者のADLは大きく変わることがあります．とくに床上排泄は精神的苦痛を伴うため，予後が短い，若い患者ほど，回避できる方法を模索しましょう．
- 安静度は，整形外科的に許容できる荷重量と，具体的な動きを理学療法士とともに決定していくことが重要です．
- 急性期病院から直接自宅に帰る場合は，退院前に病棟看護師やリハビリテーションスタッフ，地域連携部，がん相談支援センター，ケアマネージャーなどと情報を共有することも重要です．骨転移CBで多職種のスタッフに参加してもらうとよいでしょう．

Chapter 1　　Chapter 2　　**Chapter 3**

■ 装具・リハビリテーション

Case 11 腎細胞がん距骨転移
PTB装具が有効

> ─ POINT ─
> ● 一方の下肢を免荷したい場合，通常は対側の上肢（右下肢免荷の場合は左上肢）をメインに杖を使用します．ただし，片手杖で免荷できる体重量は概ね1/3以下と考えられ，体重の1/2程度荷重を制限する場合，両手杖の使用が必要です．
> ● 複数の骨転移がある場合や，内臓転移の状態により化学療法を急ぐ場合など，治療の優先順位や方法を総合的に考えて選択する必要があります．
> ● 装具療法は骨転移患者への侵襲が最も少ない治療法です．装着が煩わしい場合もありますが，常に使える装具がないかを念頭に置いて治療を進めましょう．

60歳台男性，腎がん多発骨転移

● 予後は1年程度と予測されていました．右距骨の骨転移（**図1**）が原因で右下肢荷重時痛が強く，歩行困難となりました．杖で免荷歩行をしてもらおうと両上腕骨を精査したところ，右上腕骨にも骨転移が見つかり，骨折のリスクがありました．

● 骨転移発覚時にはすでに多発肺転移もあり，化学療法の早期開始が望ましい状況でした．そこで，距骨に放射線治療を行って除痛を図り，圧潰予防のためにはPTB装具（Chapter 2-15参照 [➡p78]）を用いて足部への荷重は回避し，左手で杖を使用して歩行することで，早期に化学療法を導入しました．片手杖で500メートル程度は連続歩行が可能な状態でした．

● 化学療法導入後も，徐々に右上腕骨転移が増大し，疼痛も出現してきたため，右上腕骨に予防的髄内釘挿入術を行い（**図2**），上腕痛は改善しました．亡くなる直前まで歩行機能を維持することができました．

● 掻爬＋セメント充填などの手術を行わなくても，比較的一般的な手術である髄内釘のみで，放射線，装具などの低侵襲な治療と組み合わせてADLを維持することができました．

メッセージ&ヒント

◇ 下肢や臼蓋などの荷重部位に骨転移があり，杖による免荷の指示をする際には，両上腕骨の骨強度に問題がないかを確認することが重要です．骨転移は常に「多発するもの」であるということを認識しましょう．腎がんや肺がんは肘・膝以遠に転移が見つかることもあります．

◇ 本症例では，右下肢免荷歩行時に同側の上腕骨に転移が見つかりましたが，もし対側上腕骨に転移が見つかった場合には，左手杖使用が許可できるように，化学療法より先に上腕骨の髄内釘挿入を行うなど，別の方針が選択された可能性があります．

◇ 内臓病変も含め，複数の病変の優先順位を決めて治療戦略を練っていくことが重要です．

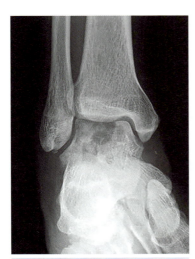

図1 右距骨の骨転移

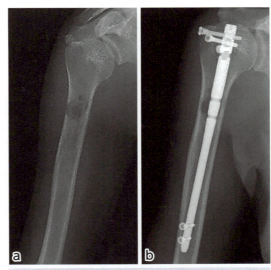

図2 右上腕骨への予防的髄内釘挿入術
a:術前, b:術後

■ 装具・リハビリテーション

Case 12 前立腺がんの多発骨転移
運動器管理でここまで動き続けられます

POINT
- 未治療の前立腺がん骨転移による脊髄圧迫が原因で歩行困難になった場合でも，除圧術を行うことなく，放射線治療とホルモン治療による保存治療で，麻痺が改善し，歩行機能を再獲得できることが少なくありません．
- 運動機能を維持するためには，運動器の疼痛や筋力低下などのがんロコモの原因を明らかにし，原因に応じた治療を行うことがきわめて重要です．
- 整形外科やリハビリテーション科などの運動器診療科はがん患者の運動器管理に積極的に関わる必要があります．

70歳台男性，前立腺がん多発骨転移

- 歩行困難，両下肢筋力低下を主訴に前医を受診し，精査したところPSA 2,933 ng/mLであり，前立腺がん多発骨転移とTh9転移による脊髄圧迫と診断されました（**図1a,b**）．放射線治療（3 Gy×10回）が行われ，ホルモン治療が開始されました．前医では，硬性コルセットも作成されましたが，ゴールは車いす移乗に設定され，麻痺回復の可能性は低く，転倒リスクが高いと判断されて，積極的なリハビリテーション治療は行われませんでした．

- 3ヵ月後，セカンドオピニオンとして当院を受診し，骨転移キャンサーボード（CB）で検討しました．未治療前立腺がん脊椎転移による麻痺は，手術を行わなくても放射線治療と全身治療で歩けるようになるとの報告があり[1]，積極的にリハビリテーション治療を行いました．その結果，発症から1年後には両手杖歩行で外出も可能となりました．

- 発症5年後まで外出できていましたが，徐々にホルモン治療に抵抗性を示すようになり，PSAは120 ng/mLまで上昇しました．腎盂腎炎となり抗菌薬治療後に再び歩行不能となり，主治医からは「がんの進行によりもう歩けるようにはならない」と説明を受けました．患者は意気消沈し，食欲も減退したため，家族の勧めで当院を再診しました．

- 再診時は，右下肢全体の浮腫，右膝関節腫脹，右下肢筋力低下（MMT 2レベル）がみられましたが，栄養状態悪化や貧血もなく，生命予後に影響するような転移もないことから，全身状態は保たれていました．

- 脊椎転移増悪による脊髄圧迫を考え，全脊椎MRIを撮像しましたが，骨転移の増悪はありませんでした（**図1c**）．同時に，右膝関節を穿刺し精査したところ，偽痛風があることがわかり，NSAIDs経口投与＋トリアムシノロン膝関節注射を行いました．さらに，右下肢浮腫の原因として，骨盤内転移や下肢静脈血栓を疑い精査を行いましたが，いずれも否定的であり，筋力低下の原因は"廃用"と診断しました．

- 投薬治療やステロイドにより偽痛風が改善したところで，歩けるようになる可能性について説明し，積極的にリハビリテーション治療を行う方針としました．すると3ヵ月後には外出や階段昇降も可能となりました（**図1d**）．

- その時点で家族からいただいた手紙では，1）本人はがんに対する潜在的な不安から精

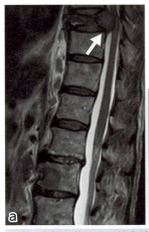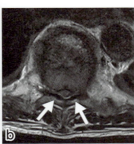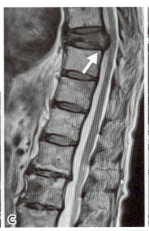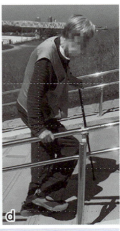

図1　歩行不能になり前立腺がん骨転移が原因と診断された患者

a, b：初診時（下肢麻痺・歩行困難発症時）脊椎MRI T2強調像．Th9に骨転移があり，著明な脊髄圧迫がみられました．
c：発症から5年後のMRI T2強調像．歩行困難が出現しましたが脊椎転移の増悪はみられず，偽痛風と診断されました．
d：発症から6年後．PSA増悪（630 ng/mL）は続いていますが，屋外での階段昇降は可能でした．

［a, b：篠田裕介：日老泌会誌 2023；36：25-32 より許諾を得て転載］

神的に落ち込みADLも低下していたが，がんとがん以外の原因を切り分けて治療の方針を提示してもらえたこと，今対応すべきことが具体的にみえたことはとても大きかった，2）医師からの励ましで気力をとり戻し，リハビリテーションにも復帰できた，3）家族で旅行もでき，残された時間を充実したものにするサポートをしてもらえるロコモドクターの存在がもっと知られればよい，といったお言葉をいただきました．

- 発症から7年後に亡くなりましたが，亡くなる2週間前までは自力での歩行が可能でした．

メッセージ&ヒント

- 本症例では，がん治療の経過中2回歩行困難になりましたが，がんロコモの原因を明らかにし，機能予後を予測できたことで，積極的なリハビリテーションを行い，歩行機能を維持できました．
- 2回とも「頑張れば歩けるようになる」と説明したことで，本人の気持ちが前向きになり，積極的なリハビリテーションにつながりました．
- 家族からの手紙を読んで，がん患者を運動器診療科でみる重要性，がん患者の運動器管理の重要性をあらためて認識しました．

文献

1) Kato S, et al：Hormonal therapy with external radiation therapy for metastatic spinal cord compression from newly diagnosed prostate cancer. J Orthop Sci. 2013；18：819-825.

| Chapter 1 | Chapter 2 | Chapter 3 |

■ 装具・リハビリテーション

Case 13 骨髄腫の多発椎体骨折
全介助からADL自立に至るまで

── POINT ──
- 多発性骨髄腫では全身の骨に腫瘍が浸潤します．全身の骨強度を評価し，全身治療の効果を考慮に入れて，多職種で骨病変の治療方針を決定します．
- 多発椎体骨折がある場合には，ADL改善のために，疼痛コントロール，装具治療，リハビリテーション治療を行う必要があります．
- 全身治療の効果がみられることが多いため，画像評価を行うたびに安静度の変更を検討します．

■ **60歳台女性，多発性骨髄腫**

- 腰痛と多発脊椎圧迫骨折があり1年前から複数の医療機関を受診しましたが，診断がつきませんでした．疼痛のため体動困難となり地域包括ケア病棟に入院しましたが，ADLは寝たきりで全介助の状態でした．

- 当院内分泌内科に紹介され入院となり，その後，多発性骨髄腫と診断されて血液腫瘍内科に転科しました．脊椎，骨盤，両上腕骨，両大腿骨に無数の溶骨性病変があり，全脊椎に椎体骨折を生じていました（**図1, 2**）．

- 骨転移キャンサーボード（CB）で，血液腫瘍内科，整形外科，リハビリテーション科，緩和ケアチームにより骨病変の治療方針を検討しました．全身に骨病変があり，切迫麻痺病変はないものの，四肢長管骨は同程度に骨強度が低下していると考えられたため，全身治療とリハビリテーション治療を優先し，手術や放射線治療による局所治療は行わない方針としました．

- 精査中にダーメンコルセットを作成し，起居動作訓練，座位での筋力トレーニングや有酸素運動，両上下肢均等荷重としてトランスファーボードを用いて車いす移乗訓練を行った結果，入院40日目に足こぎで車いす足こぎで自走可能となりました．

- 化学療法開始後は，疼痛の範囲で荷重可能とし，ピックアップ歩行器，松葉杖歩行，階段昇降の練習を開始しました．自宅の環境調整，訪問リハビリテーションの導入，家族指導を行い，さらに，自家末梢血幹細胞移植の準備として，無菌室でADLを自立させるための訓練を行いました．その結果，入院300日後には松葉杖を用いて連続歩行100メートル，階段昇降が可能となり，幹細胞移植前に自宅退院が実現しました．

- 自家末梢血幹細胞移植の期間は自主トレーニングをメインとして廃用予防に努めました．無菌室内でのADLは自立していましたが，嘔気や食思不振があり，耐久性が著しく低下しました．幹細胞生着後は，筋力トレーニング，歩行練習，階段昇降練習，入浴動作・床上動作訓練，有酸素運動を行い，最終的には両側T字杖歩行，階段昇降が自立し，治療を完遂し，自宅退院することができました．

- 治療経過中，骨転移CBにて骨形成の程度をCTで確認しながら安静度を再検討し，荷重歩行練習を進めることによって，骨折や麻痺を生じることなく，杖歩行で自宅退院することができました．単純X線像で治療前後を比較すると硬化が確認できます（**図3**）．

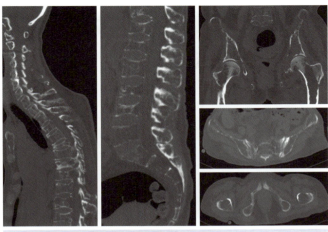

図1　入院時脊椎骨盤CT（骨条件）

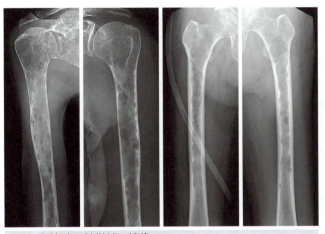

図2　入院時四肢単純X線像

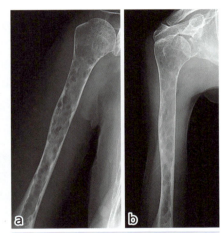

図3　治療前後の上腕骨単純X線像の変化

a：入院時，b：移植後

メッセージ&ヒント

- 短期間で多発する椎体骨折がある場合には，多発性骨髄腫やがんの骨転移などを念頭に置いて精査する必要があります．とくに多発性骨髄腫の場合，画像検査で腫瘤がみられないことも多いため，骨髄腫を疑って採血採尿検査を行う必要があります．
- 多職種による治療が必要な患者に対し，骨転移CBで情報を共有することは非常に有用です．

装具・リハビリテーション

Case 14 がん治療よりも海外美術館での個展開催を優先した例

POINT

● 骨転移の患者では根治を目指すことが難しいため，本人が残された人生でやりたいことや希望がある場合には，医療者としてできることを考え，チームで協力していくことが重要です．

50歳台男性（写真家），直腸がん胸椎転移（Th12）

● 直腸がんの診断から8ヵ月後にTh12転移が出現し，3Gy×10回の緩和照射が行われていました．しかし，その10ヵ月後に両下肢麻痺と歩行困難が出現し，緊急入院となりました．精査の結果，Th12転移の増悪があり（**図1**），脊髄圧迫による対麻痺と診断しました．入院時下肢MMTは2レベルでした．

● 職業は写真家で，2週間後に海外の美術館で個展を開催する予定とのことでした．本人としては，何としても1週間後に日本を出発したいと強く希望していました．

● 主治医は生命予後6ヵ月程度と診断しており，整形外科としては，今後歩き続けるためには手術を検討すべきと本人に説明しました．しかし，両下肢がまったく動かなくなり，車いす生活になってしまうとしても，海外での写真展をどうしても成功させたいという強い思いがありました．骨転移キャンサーボード（CB）にて治療方針を検討し，機能予後よりも本人の希望を実現することが最も重要との考え方を多職種・多診療科間で共有し，短期間で可能な治療を行い，海外に出発する準備を進める方針としました．

● まず，入院翌日にステロイドを投与し，8Gy×1回の追加照射を行いました．そのうえで，完全麻痺になったとしても，飛行機に乗り，ホテルで過ごせるように，奥様にも参加していただき，床上動作や移乗動作を中心にリハビリテーション治療を反復し，復習できるように動画撮影も行いました．その結果，入院3日後に自宅に退院し，無事に海外へ出発，個展も大成功だったそうです．その後も，車いすでの生活となりましたが，化学療法を続けながら精力的に写真家として1年半活動を続け，国内のギャラリーで個展を終えた直後に亡くなりました．

メッセージ&ヒント

◇ 骨転移がある患者は，一般的には根治を目指すことができません．基本的には緩和医療の考え方で治療方針を決定します．本症例では，"海外の美術館での個展"というわかりやすい目標でしたが，本人が何を希望しているのかを医療者側からも確認し，些細なことであっても，希望に添えるように協力していく姿勢が必要です．

◇ 運動器診療科からみると，歩くことは非常に重要ですが，疲れてしまうので歩きたくないという患者も多くいます．医療者の価値観を押しつけるのではなく，治療方法によるリスクやベネフィットの違いをよく説明し，患者と相談し希望もとり入れながら，治療方針を決めていくことが重要です．

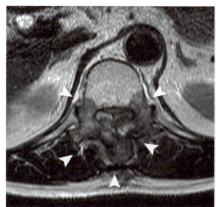
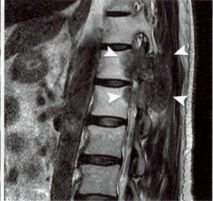

図1 MRI T2強調像

■ 装具・リハビリテーション

Case 15 乳がん胸椎転移
リフター導入で在宅移行へ

― POINT ―
- 脊椎転移で不全麻痺になった場合，トイレに自力で行けないと現実問題としてなかなか在宅は厳しい場合が多いのではないでしょうか．移動と排泄の介助・介護の負担はかなりかかることになります．
- リフターは，介護保険でも比較的容易にレンタルもできます．自力で車いす移乗が可能であれば必要ありませんが，リフターを用いると，ベッドからベッドサイドへの移動の補助となって，いすやポータブルトイレへの移動が楽になります．
- 全身状態や予後，本人の受け入れや家庭の状況にもよるので，理学/作業療法士や医療ソーシャルワーカー，ケアマネージャーと相談のうえで導入を検討するとよいでしょう．リフターの導入によって在宅が可能になる症例もあります．

60歳台女性，乳がん胸椎転移

- 上背部痛と乳房腫瘤で受診．精査で乳がんの多発骨転移，肺転移，肝転移を認め，とくに頸胸椎移行部に椎体の激しい圧潰と脊髄圧迫を認めました．疼痛はありますが，明らかな麻痺はありません．
- 予後予測の新片桐スコアは4点で比較的予後良好の予想でしたが，主治医は転移も激しく，今後の薬剤の効果によっては厳しい予後を予測していました．脊椎不安定性を示すSINSは16点と最も不安定で，スコアからは通常，固定術の選択がありえます．しかし本症例では，主治医と患者と相談のうえ，ホルモン治療，放射線治療とリハビリテーション治療による保存的治療で臨みました．
- MRIの脊椎矢状断像では，頸胸椎移行部の椎体に高度な圧潰と脊髄圧迫，後弯変形を認めました（図1a）．保存的治療は奏効しましたが，椎体が圧潰しながら後弯しつつ固まっ

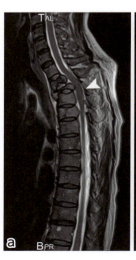 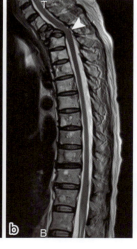

図1　MRI所見
a：治療前．Th1/2の圧壊と脊髄圧迫がみられます．
b：治療後．椎体の脊髄への突出は減少するも，後弯が増強しています．

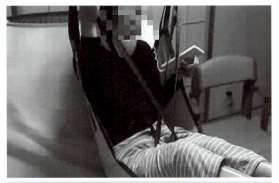

図2 リフターでの移乗の様子
リフターにはさまざまなタイプがありますが、これは両方の大腿部にベルトを巻きつけ、もち上げて運ぶタイプです。ベッドサイドにクレーンを置いています。

てきたため、脊髄圧迫をきたし、下肢の不全麻痺をきたしました（図1b）。
- 放射線治療後2ヵ月で、まだ下肢不全麻痺の状態でしたが、患者は在宅でのホルモン治療の継続を希望しました。腰が悪い夫と二人暮らしでしたが、夫はベルト装着を手伝うだけで比較的楽にベッドからベッドサイドのいすへの移乗ができることを入院中に確認し、自宅にリフターを導入しました（図2，Chapter 2-15も参照[→p78]）。
- 患者は2ヵ月ほど在宅療養で、この間は訪問診療を行っていましたが、徐々に麻痺は改善し、治療開始から半年で杖歩行可能となり、通院を再開しました。

メッセージ＆ヒント

- 乳がんでは、保存的治療がよく奏効します。頚胸椎移行部や胸腰椎移行部は、椎体が圧潰しやすいですが、保存治療で対応可能な場合があります。不安定性が高い場合は、MISt（最小侵襲脊椎安定術）などで内固定できるようであれば、本症例のように治療が奏効しているのに変形が進んで麻痺になるということはなかったかもしれません。幸い本症例は不全麻痺になりましたが、回復できました。
- 完全麻痺でも、リフターを導入することで、在宅へ移行できる可能性が上がります。
- 本人の意欲や家族の受け入れ、治療の具合や環境調整など、さまざまな因子が絡むため一概にはいえませんが、在宅医療への障害を減らすツールの一つとなるでしょう。

■ 整形外科での手術

Case 16 腎細胞がん骨転移に対する
長期間の局所制御にTESを選択

─ POINT ─

● 腎細胞がんは骨転移が生じた後も長期生存する症例が多く，脊椎転移の局所制御を長期にわたって成立させることが重要です．
● 発見時に病的骨折を合併している場合，保存的治療の効果は限定的であり，脊柱の再建などを含めた外科的対応が必要となります．
● 長期生存した場合，がん腫が制御されていてもインプラントの折損や緩みなどのインプラント関連のトラブルが発生する可能性を考慮する必要があります．

60歳台女性，腎細胞がん，胸椎転移

● 15年前に腎細胞がんに対して左腎臓摘出術を受け，定期的にフォローアップを受けていました．腰痛を自覚するようになり，胸椎MRIでTh9椎体に転移性脊椎腫瘍が疑われ，加療目的に当科に紹介されました．

● 強い背部痛があり，車いすで来院しました．performance status (PS) は3程度，Frankel/AIS はともにEで感覚・運動障害はなく，下肢腱反射は亢進していました．仰臥位になると強い背部痛が生じるため，ほぼ側臥位で過ごさなければならない状態でした．

● CTでは，Th9椎体に溶骨性病変と椎体圧壊が存在し，MRIでは腫瘍は椎体後壁を越えて脊柱管内に進展し，圧迫による脊髄の変形もありました（**図1**）．

● ほかに転移病変はなく，全身的な合併症もとくにない状態でした．疼痛が強く体動困難であり，脊髄圧迫はすでに高度な状態でした．腎細胞がんが放射線感受性の低い腫瘍であることに鑑み，長期間の局所制御を達成する方法として，腫瘍脊椎骨全摘術 (total en bloc spondylectomy：TES) の適応と判断しました．

● 術前日に放射線科により罹患椎体およびその上下1椎体を含めた分節動脈の塞栓術を行い，翌日に腫瘍脊椎骨全摘術を行いました．塞栓の効果もあり，出血800g，6時間程度で手術を遂行できました．

● 術後2日目より離床開始，侵襲による反応性の両側胸水貯留などがあり，ADLの改善には時間を要しましたが，術後4週で杖歩行で自宅退院しました．

● 術後3年で前方に挿入したケージの尾側椎体への沈み込みと若干の後弯変形が出現しましたが，局所は進行なく安定しています．ADLは独歩で安定しており，自立した生活を送っています（Chapter 2-7参照 [➡p66]）．

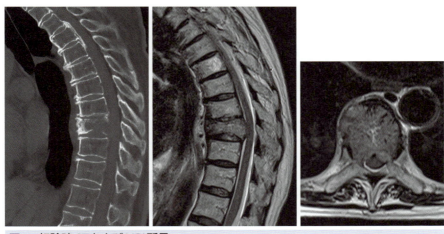

図1　初診時CTおよびMRI所見

メッセージ&ヒント

- 胸椎転移の自覚症状が腰痛であることはしばしばみられ，腰痛を訴えるがん患者でも胸椎病変の可能性を念頭に置いておく必要があります．
- 腎細胞がんなどの放射線感受性の乏しい腫瘍においては，局所制御方法として脊椎病変の切除を行う腫瘍脊椎骨全摘術の適応を検討します．
- 高侵襲の手術であり，原病の状況を含めた患者の全身的な評価（他の部位の転移，全身状態など）を十分に行い，手術の可否について判断する必要があります．
- 長期生存例においては腫瘍の再発のみならず，手術部位の骨癒合，インプラントの状態（緩み，折損）にも留意してフォローアップを行う必要があります．

Chapter 1　Chapter 2　Chapter 3

■ 整形外科での手術

Case 17 高齢者の上肢は移動器官

POINT

● 転移性骨腫瘍による病的骨折が生じても，手術治療によって患者のADLを回復させる可能性があります．全身状態が不良であったり，骨髄がん症を併発しているなどの手術治療が困難な症例もあるため，それらを評価し手術治療を検討します．
● 高齢者は一般的に下肢機能が低下しており，骨折による上肢機能の低下が，歩行・移動にも影響しADLの著明な低下を引き起こすことがあります．

70歳台女性，腎がん，左上腕骨病的骨折

● 左上腕部痛を主訴に近医整形外科を受診．X線撮影で**図1**に示すような左上腕骨骨幹部病的骨折がみられました．造影CTでは右腎臓に腫瘤影があり，腎がんを疑い当院泌尿器科に紹介されました．左上腕骨病的骨折の治療について当科に紹介されました．

● 左上腕の疼痛のため左上肢を動かすことができず，更衣や整容などの日常生活に著しい支障をきたしていました．また加齢による下肢筋力低下もあり，利き腕である左上肢を利用している階段昇降や移乗動作も困難となっていました．

● 泌尿器科にて右腎摘術の適応と判断されましたが，異常可動性のある左上肢の術中管理が困難であるため，腎摘術に先行して左上腕骨病的骨折の手術を行う方針を骨転移キャンサーボード（CB）で決定しました．

● 当科紹介から10日後，動脈塞栓術に引き続き左上腕骨腫瘍掻爬＋髄内釘固定＋セメント充填術（**図2**）を行いました．術直後より左上腕部の疼痛は消失し，左上肢への荷重も可能となりました．左上腕骨転移に対する手術に続き泌尿器科で右腎摘術を受け，分子標的療法を開始することができました．

● ADLの指標を表すFIMスコアの運動項目は**表1**に示すように，術前91点満点中49点であったものが術後90点まで改善しました．上肢を用いる更衣動作や整容動作だけではなく，下肢を中心に用いる移乗動作や階段昇降の点数も改善しました．

メッセージ&ヒント

◇ 上肢の骨折ですが，移動や着替えを含めたADLは著明に低下しており，骨折時点でのperformance status（PS）は3と判断しました．
◇ 原発巣検索と治療に先行して病的骨折の接合術を行ったところ，直後よりADL制限はなくなり，その後の腎がんの手術と外来での化学療法へと円滑に進むことができました．
◇ 骨転移に対する手術が見かけ上のPS低下を劇的に改善できました．

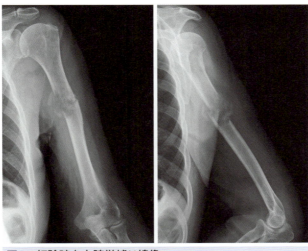

図1 初診時左上腕単純X線像

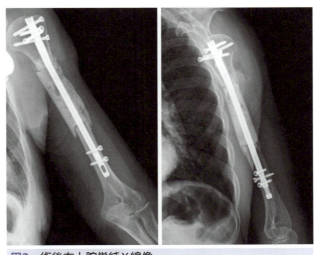

図2 術後左上腕単純X線像

表1 術前後のFIMスコア

	術前	術後		術前	術後
食　事	6	7	排便管理	5	7
整　容	3	7	ベッド移乗	5	7
清　拭	3	7	トイレ移乗	5	7
上衣更衣	3	7	浴槽移乗	1	7
下衣更衣	3	7	歩行/車いす	5	7
トイレ動作	4	7	階　段	1	6
排尿管理	5	7			
			合　計	49	90

整形外科での手術

Case 18 固定力を上げたいときのセメント充填

> **POINT**
> - 四肢長管骨の病的骨折を内固定する場合に，セメントを併用することは治療オプションの一つです．
> - 上手にセメントを併用することで固定力が上がり，術後早期の疼痛の改善が期待できます．
> - セメントを使用することに伴い侵襲が過大になること，周囲の健常組織への障害には留意が必要です．

70歳台女性，乳がんstage Ⅳ，右上腕骨遠位骨幹部病的骨折

- 当院腫瘍内科かかりつけで，骨折1ヵ月前のCTで多発骨転移，両側肺，肝臓多発転移と診断されていました．
- 自宅で洗濯物を干している最中にふらつき，右上肢で手すりをつかみ支えようとした際に，礫音とともに右上腕の疼痛が出現し，救急車で当院に搬送されました．
- 受診時患肢麻痺なし，循環障害なし．上腕骨単純X線（**図1a,b**）およびCT（**図1c,d**）で右上腕骨遠位骨幹部病的骨折と診断しました．右利き，新片桐スコア5点，主科によると1年程度の予後見込みでした．
- 骨折6日目に髄内釘による上腕骨骨折の内固定術，病巣掻爬，セメント充填を行いました．通常の上腕骨髄内釘手術の手順で近位骨片に対してのエントリー作成，髄内のリーミン

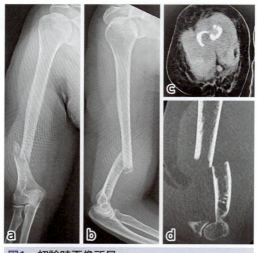

図1 初診時画像所見
a：上腕骨単純X線正面像，b：側面像
c：CT水平断骨折部軟部組織条件，d：矢状断骨条件
骨折部骨の透過性の上昇，皮質の菲薄化がある．

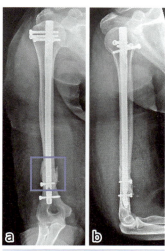

図2　手術直後画像所見
a：上腕骨単純X線正面像
b：側面像
色枠内はセメント充填部．

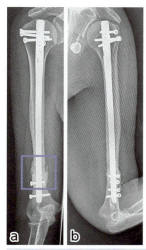

図3　手術後1年6ヵ月画像所見
a：上腕骨単純X線正面像
b：側面像
色枠内はセメント充填部．

グまで行いました．続いて，上腕近位部にタニケットを装着し，遠位AP方向のインターロッキングスクリュー挿入部分を展開し，病的骨折部を掻爬，病理検体採取を行いました．その後髄内釘を挿入し，遠位骨片は4本のインターロッキングスクリューで固定しました．遠位スクリューの最近位が病変部と一致しており，同部スクリューと髄内釘を覆うようにセメントを充填しました（図2）．

- 術後は2週間三角巾固定の後，運動制限なく可動域訓練を許可しました．術後1年6ヵ月受診時には，performance status（PS）0，右肩可動域挙上100度，外転80度，内旋L2，外旋30度，右肘可動域5～140度，インプラントの緩みや折損が生じることはなく（図3），術後1年10ヵ月に自宅で永眠されました．

メッセージ&ヒント

- 『骨転移診療ガイドライン 改訂第2版』のClinical Question 13「四肢長管骨の病的骨折に対する手術では骨セメントの使用は有用か？」では，「手術による除痛効果を改善させる目的でセメントを使用することが提案される（推奨度：弱い，エビデンスの強さC）」と記載されています．
- セメントを使用することの最大の利益は，術直後の不安定性を改善し，術後早期の疼痛改善と機能回復を得られることです．一方，セメント漏出による痛みや神経損傷，手術時間の延長，侵襲の増大が不利益として報告されています．
- 本症例では，髄内釘の横止めスクリュー挿入のために，もともと展開が必要な部分から直視下にセメントを充填したため，最小限の不利益で，術直後の安定性向上を図ることができました．セメント充填を内固定時の治療オプションとして選択肢にあげ，利益と不利益を考えて適用することがよいと考えます．

| Chapter 1 | Chapter 2 | Chapter 3 |

■ 整形外科での手術

Case 19 外科的複合術
徹底掻爬＋セメント充填＋髄内釘

POINT
- 上腕骨転移の手術は，回旋に対する固定性不良に起因するmechanical failureが多く，橈骨神経麻痺も多いことが知られています．
- 腎細胞がん単発骨転移のように予想される生命予後が長い場合は，耐久性に優れた術式を選択する必要があります．

50歳台男性，腎細胞がん，上腕骨骨幹部単発骨転移・病的骨折

- 1ヵ月前から左上腕に痛みを感じることがたびたびありました．1週間前に軽くゴルフの素振りをした際に左上腕に激痛を感じ，近くの整形外科を受診し，単純X線像から左上腕骨病的骨折が疑われました．精査加療目的に大学病院へ紹介されました．

- がんの骨転移が疑われ，全身精査として行った体幹部造影CTで右腎に径5cmの不整な占拠性病変があり，腎細胞がんの骨転移と診断されました．FDG-PET検査ではほかに転移はなく，単発骨転移と考えられました（図1）．

- 手術では，橈骨神経を同定し確保してから，骨折部より進入し腫瘍を徹底的に掻爬しました．掻爬前には，上腕近位部にエスマルヒをタニケットのマンシェット代わりに巻き，出血を最小限にしました．

- 掻爬完了後には，安定性を高めるためにより太い径9mmの髄内釘を選択し，遠位横止めスクリューを3本挿入すべくできるだけ深く髄内釘を挿入しました．近位のブレードとスクリューを挿入した際に腋窩神経が術野に露出しました．腋窩神経，橈骨神経を損傷することなく，スクリュー固定とブレード挿入を終え，骨欠損部には可及的に骨セメントを充填しました．

- 術後3Gy×10回の放射線照射を行い，泌尿器科で腎摘手術も受けました．

- 術後経過は良好で，術後6ヵ月で骨接合部は骨癒合し，趣味のゴルフも楽しむことができるようになりました（図2）．術後8年で多発肺転移により亡くなるまでの間，左上腕骨に不自由を感じることはありませんでした（図3）．

メッセージ＆ヒント

- ◇ 内固定の安定性を増すために，上腕骨骨転移の病的骨折に対してはできるだけ深く髄内釘を挿入し，遠位の横止めスクリューは方向を変えて3本以上用いることが望ましいです．
- ◇ 原発性悪性骨腫瘍に準じて広範切除するほうが局所制御としては優れていますが，本症例のように，徹底掻爬＋セメント充填＋放射線照射によっても高い確率で局所のがんは制御することができます．
- ◇ 必ずしも本症例のように骨癒合が得られるとは限りません．骨癒合は得られないことを前提として後治療を考えるほうが無難です．

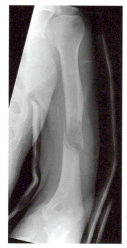

図1 初診時単純X線上腕骨正面像

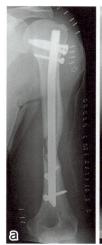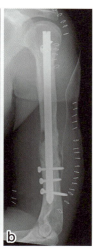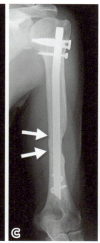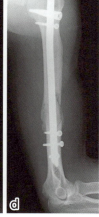

図2 術後単純X線像
a：術直後正面像
b：術直後内旋位像
c：術後6ヵ月正面像．矢印は上腕骨内側が骨癒合したことを示しています．
d：術後6ヵ月外旋位像

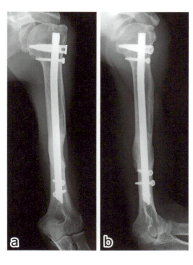

図3 術後6年単純X線像
a：正面像，b：外旋位像

| Chapter 1 | Chapter 2 | Chapter 3 |

■ 整形外科での手術

Case 20 乳がん複合的治療戦略
多発骨転移にどこまで介入するか？

─────────── POINT ───────────

● 乳がんでは，ホルモン依存性の有無やHER2陽性か否かなどにより，薬物治療の内容が異なり，予想される生命予後も異なります．そのため，未治療乳がん骨転移の治療の際には，原発がん診療科の主治医と整形外科医が連携して情報を共有し，個々に適した治療戦略を立てる必要があります．

● 新片桐スコアにおいて，ホルモン依存性乳がんは増殖が遅いものとして扱われています．ホルモン依存性乳がんは内分泌療法（ホルモン療法）が効くことが期待されます．

■ 50歳台女性，未治療乳がんの多発骨転移

● 数ヵ月前から右乳房に腫瘤を自覚していましたが，検査を受けず放置していました．背部や右肩が痛くなり，初めて病院を受診しました．痛みが強く体動困難のため緊急入院しました．

● 乳房腫瘤の針生検によりルミナルB（HER2陰性）型乳がんと診断され，画像検査により右上腕骨や胸腰椎，骨盤に病的骨折を生じていることがわかりました（図1）．1ヵ月間床上安静とし，デノスマブ注射と抗エストロゲン薬，LH-RHアゴニストの内服が開始されました．

● 脊椎転移による脊髄圧迫はなく，骨盤の病的骨折部は転位がないことから，保存的治療の方針としました．ただ，骨盤と脊椎に負担をかけないようにするには，移動の際に上肢にかかる負荷が増大することから，右上腕骨転移部は手術をする方針としました（図2）．上腕骨プレート固定の後，右上肢の荷重制限は不要となり，離床を進めることができました．

● 治療開始から3ヵ月後に歩行可能となり自宅退院しました（図3）．2年間ほど外来通院で乳がん治療を継続しました．

メッセージ&ヒント

◇ 多発骨転移の場合，すべての骨転移に外科的介入を行うのは現実的ではありません．ある部位を免荷したい場合，それに伴い負荷が増大する部位は荷重に耐えられるか，どこをどこまで治すか，バランスを考えながら治療方針を決定します．

◇ 上肢は移動器官でもあります．「Case 17. 高齢者の上肢は移動器官」[➡p124]も参照してください．

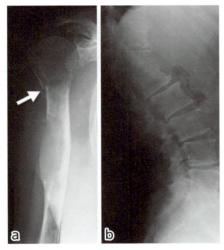

図1　初診時単純X線像

a：肩関節正面像，b：腰椎側面像

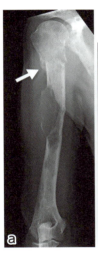
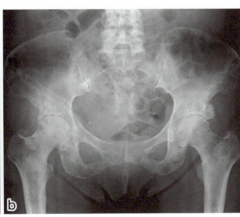

図2　術前（初診から1ヵ月後）単純X線像

a：上腕骨正面像，b：骨盤正面像
骨折部には骨癒合傾向が確認できました．

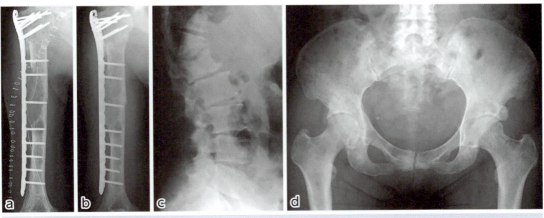

図3　術後単純X線像

a：術直後の上腕骨正面像，b：初診から5ヵ月後の上腕骨正面像
c：初診から5ヵ月後の腰椎側面像，d：初診から5ヵ月後の骨盤正面像
溶骨性骨転移はすべて硬化し，骨折部も骨癒合しました．

■ 整形外科での手術

Case 21 腎細胞がん骨転移に人工骨頭置換術を行うのはどんなとき？

POINT

● 腎細胞がん，肝細胞がん，甲状腺がんの骨転移は多血性であることが多く，手術を行う際は出血に注意することが必要です．骨転移病変に切り込まないように，一塊にして切除するほうが安全なこともあります．

● とくに病変内を掻爬する場合や，スクリューなどの内固定材を挿入する場合には大量出血の危険性があるため，術前塞栓術を考慮します．

■ 60歳台女性，腎細胞がん，左大腿骨近位部切迫骨折

● 腎がん多発肺転移に対して，1年前に腎摘出後，内服による薬物療法を外来で受けていました．

● 2週間前に左股関節の荷重時痛を自覚して，腎がんの骨転移（**図1**）が見つかりました．年単位の予後が見込めること，また腎がんは多血性であり，掻爬と内固定では大量出血が危惧されることから，大腿骨頭ごと一塊として切除し，人工関節に置換する方針としました（**図2**）．

● 手術直後から全荷重を開始し，手術後2週で自宅にT字杖歩行で退院しました．

● 腫瘍に切り込まないため播種が生じず，局所制御としての術後放射線が不要なこともメリットの一つです．

メッセージ＆ヒント

◇ 骨転移に対する大腿骨人工骨頭置換術は，手術直後から全荷重することができます．すぐに歩ける状態にして早く自宅に帰すことは，患者のQOLを向上させるだけでなく，薬物療法を早急に開始・再開できることにもつながるため，生命予後の延長にも寄与する可能性があります．

◇ 骨転移に対する人工骨頭置換術ではセメント固定を行います．局所再発した場合も緩みが生じにくくなることや，セメント重合熱による抗腫瘍効果が期待できます．

◇ 腎がんの単発転移やオリゴ転移では，局所根治的な手術により生命予後を延長することが知られています[1,2]．

📄 文献

1) 日本泌尿器科学会：腎癌診療ガイドライン2017年版，メディカルレビュー社，2017

2) Dason S：State of the art：multidisciplinary management of oligometastatic renal cell carcinoma. Am Soc Clin Oncol Educ Book 2023；43：e390038.

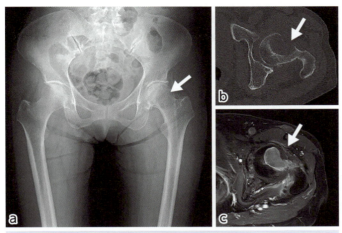

図1 腎細胞がんの左大腿骨転移による切迫骨折
a：単純X線．左大腿骨近位部に溶骨性病変が認められます（矢印）．
b：CT．前方骨皮質が途絶しています（矢印）．
c：造影MRI．溶骨性病変が造影されています（矢印）．

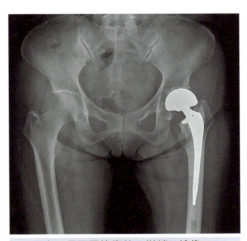

図2 人工骨頭置換術後の単純X線像

Case 22 骨幹部病変に対する人工骨幹

整形外科での手術

POINT

- 長管骨骨幹部の骨転移に対する手術は髄内釘固定が一般的ですが，広範囲の骨欠損を伴い髄内釘固定のみでは荷重に耐えられない場合や，腎細胞がんの単発骨転移など切除が望ましい場合には，人工骨幹を用いた再建が選択肢の一つとなります．
- カスタムメイドのインプラントは依頼から完成までに2〜3週を要します．近年，モジュラータイプが本邦でも使用可能となり，痛みが非常に強い切迫骨折や病的骨折といった時間的猶予の少ない症例ではよい適応と考えられます．
- 大腿骨人工骨幹をセメント固定した場合は，すぐに痛みが消失し荷重が可能となり，短期的治療成績は良好です．しかしながら，10年インプラント生存率は50％前後と報告されており，長期耐久性には不安が残ります．

80歳台女性，腎細胞がん，右大腿骨骨幹部単発骨転移

- 歩行時に右大腿部痛を感じるようになり，徐々に歩行が困難となりました．整形外科を受診し，右大腿骨骨幹部に溶骨性病変があることがわかりました（**図1**）．4年前に腎細胞がんの手術歴があり，全身検査でほかに病変はなく，腎細胞がんの単発転移と診断されました．
- 無病期間が長い腎細胞がんの単発転移は切除により生存率が向上することが期待されるため，内固定ではなく人工骨幹置換が選択されました．
- 手術では大腿直筋の外側縁からのアプローチが選択され，外側広筋への大腿神経の枝は温存されました．骨転移部を中心に骨幹部8cmが切除され，モジュラータイプの人工骨幹により再建されました（**図2**）．
- 術翌日より荷重制限や関節可動域制限なくリハビリテーションが進められ，術後4週で独歩可能となりました．術後3年間ADLは自立していました．

メッセージ&ヒント

◇ 予想される生命予後が半年以上あれば，骨幹部中央の溶骨性骨転移はセメント人工骨幹のよい適応です．即時の全荷重により，早期の自宅退院，社会復帰が可能です．
◇ 手術の際は，回旋を合わせてセメント固定することが重要です．
◇ 近位セメント固定は，高齢者で担がん患者の海綿骨に向かって骨セメントを圧入するため，血圧低下や脂肪塞栓などのbone cement implantation syndromeを生じるリスクが高いです．麻酔科医と連携して，できるだけリスクを軽減する対処が望まれます．

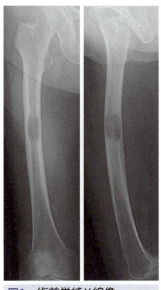 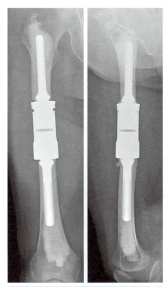

図1　術前単純X線像　　図2　術後単純X線像

Chapter 3

■ 整形外科での手術

Case 23 骨盤荷重部に対する人工関節全置換術

POINT

- 寛骨臼骨転移は大腿骨転移や脊椎転移と比べて頻度は低いですが，病的骨折を生じてしまうと強い疼痛のため，歩行困難，体動困難となります．そのままではがんの治療継続が困難です．
- 予想される生命予後が長い症例では，寛骨臼転移に対して，腫瘍掻爬，骨セメント充填，内固定により補強し，股関節を人工関節で全置換する手術が行われる場合があります．考案者の名前にちなんでHarrington変法などと呼ばれます．
- 術中出血は過去の報告においてしばしば2,000mLを超えています．出血により術野が妨げられると徹底的な掻爬ができません．術前の塞栓術は必須といえます．

70歳台女性，未治療甲状腺濾胞がん，左寛骨臼転移，切迫骨折

- 前頸部の腫瘤を30年来検査を受けず放置していました．1ヵ月前に左股関節が痛くなり，痛みは悪化し歩行困難となり近医を受診しました．画像検査から骨盤腫瘍が疑われました．
- 前頸部腫瘤の存在から甲状腺がんが疑われ，生検と画像検査から，甲状腺濾胞がん多発骨転移，多発肺転移と診断されました（**図1**）．予想される生命予後は2年以上であり，Harrington変法手術を行う方針となりました．後柱にまで溶骨病変が広がっていたため，後柱も補強する方針としました．
- 手術に先立って血管塞栓術が行われました（**図2**）．
- 手術では，大転子をいったん骨切りし，頸部を骨切りして骨頭を摘出しました．肉眼的に腫瘍残存がなくなるまで，股関節面側から腫瘍を徹底的に掻爬しました．骨頭は骨欠損部に移植し人工関節設置の母床としました．坐骨結節から逆行性にシャンツスクリューを挿入し，腸骨稜からスタイマンピンを挿入しました．KTプレートと骨セメントを用いた人工関節全置換術を行い，大転子を元に戻してワイヤー締結しました（**図3, 4**）．
- 術後経過は問題なく，術後1ヵ月で歩行可能となり，片T字杖歩行で自宅退院しました．骨修飾薬（BMA）や放射性ヨウ素内用療法，他の骨転移部への放射線照射を行い，術後5年間独歩可能で生活は自立していました．

メッセージ&ヒント

- Chapter 1の「Scene 16. 骨盤骨への手術はどう行われるか？」[➡p25]で概説したとおり，Harrington変法手術はAORIFなどの低侵襲手術とは対照的な手術手技です．予想される生命予後，全身状態，骨破壊や骨折転位の程度などを総合的に判断して適応を決める必要があります．
- 閉鎖孔が骨転移で侵されている場合は，Burch Schneiderケージを代わりに使うこともあります．

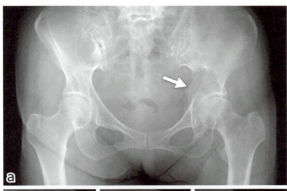
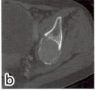
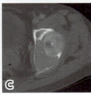
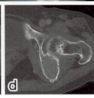

図1　甲状腺濾胞がん左寛骨臼転移の術前画像所見

a：単純X線．矢印は荷重部の骨皮質が消失している箇所を示しています．
b：CT（病変頭側）
c：CT（病変中央）
d：CT（病変尾側）

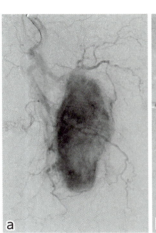
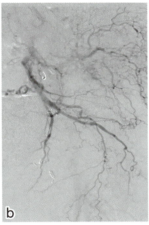

図2　術前塞栓術前後の血管造影像

a：術前，b：術後
塞栓術後は造影効果がほとんどなくなりました．

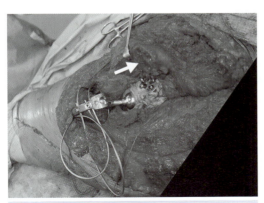

図3　大転子締結前の術野

矢印は整復前の大転子骨切り部を示しています．

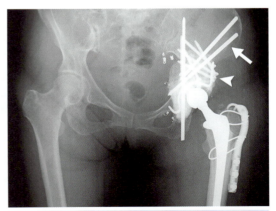

図4　術後単純X線両股関節正面像

矢印はスタイマンピン，矢頭はKTプレートを示しています．補強を目的として，KTプレート以外にBurch-Schneider cageを用いることもあります．

137

| Chapter 1 | Chapter 2 | Chapter 3 |

■ 整形外科での手術

Case 24 大腿骨近位部置換術の際に 凝固系枯渇のため大量出血

POINT

● 非がん患者の通常の大腿骨骨折でも，500〜1,000mLの出血が生じるとされています．
● 骨転移の病的骨折は，通常の骨折より出血が多くなり，術前から輸血を要することが少なくありません．
● 出血が多い場合は，赤血球輸血だけでなく，新鮮凍結血漿や血小板濃縮製剤も必要となります．

■ **60歳台男性，去勢抵抗性前立腺がん，左大腿骨近位部骨転移，病的骨折**

● C型肝炎の既往がありましたが，肝硬変には至っていませんでした．外来通院で前立腺がんの抗がん薬治療を受けていました．

● 1週間前に左股関節部に激しい痛みを感じて歩行できなくなり，前立腺がん治療中の病院に救急搬送され，泌尿器科に入院しました．

● 入院時の血液検査では，APTT 32.6秒，PT-INR 1.07と凝固系は正常でした．

● 入院後1週間にわたり濃厚赤血球10単位の輸血を受け，手術直前に整形外科に転科して大腿骨近位部置換の手術を受けました（**図1**）．

● 手術開始直後から滲み出すような出血が続き，術中出血は7,000mLを超え，濃厚赤血球26単位，新鮮凍結血漿8単位の輸血を要しました．術直後の血液検査では，APTT 146.4秒，PT-INR 2.34と凝固時間は著明に延長しており，手術開始時から凝固系が枯渇していたと推測されました．

メッセージ&ヒント

◇ 複数の診療科にまたがった管理となる場合が多く，申し送りを十分に行い検査結果をしっかりと確認する必要があります．

◇ とくに手術待機期間中の出血が多い場合は，術前に血算や生化学だけでなく，PTやAPTTといった凝固系も再度確認する必要があります．

◇ 骨転移手術の30日以内の周術期の死亡率は5〜10%とされており，手術リスクの評価と術前術後管理には，いつも以上に慎重になる必要があります．

◇ 本症例では，術直前に血液検査を再度行い，凝固系が枯渇していないかを確認するべきだったと考えます．

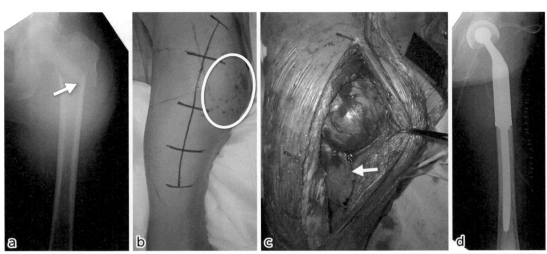

図1 大腿骨近位部置換術

a： 術前単純X線大腿骨正面像．
b： 手術開始前の皮膚所見．皮下出血による紫斑がありました（○）．
c： 術中写真．矢印は止血目的に圧迫を加えたガーゼを示しています．
d： 術後単純X線大腿骨正面像．

■ 整形外科での手術

Case 25 乳がん治療から10年経過後の骨転移再発に対する人工股関節全置換

POINT

- がんの治療後，長期経過してから骨転移を生じ，骨転移部の痛みからがんの転移再発が判明することがあります．その場合は，整形外科が診断および治療の窓口となります．
- 大腿骨近位部置換を要する症例で，進行期あるいは末期の変形性股関節症や寛骨臼骨転移の併存がある場合や，若年の原発性悪性骨腫瘍の場合では，mega-prosthesis を用いた人工股関節置換術を行うことがあります．

■ 60歳台女性，未治療乳がんの多発骨転移

- 10年前に乳がんに対して手術を受け経過観察も終了となっていました．以前からあった左股関節痛が2ヵ月前に悪化し歩行困難となったため，近医を受診し，画像検査から骨腫瘍を指摘されました（**図1a**）．

- 乳がんの治療歴があり，血液検査で乳がんのマーカーのCA15-3が上昇していたことから，乳がん骨転移の切迫骨折と診断しました．FDG-PET検査ではリンパ節転移と肋骨などにも病変があることがわかり（**図1b**），乳がんの多発転移と診断されましたが，主要臓器への転移はありませんでした．外来通院可能であれば乳がんに対する全身治療を開始できるため，左股関節に対する手術を先行する方針となりました．

- 進行期変形性股関節症の併存があり，臼蓋側も置換することとしました．MRIでは左大腿骨近位病変は限局しており切除可能であり，臼蓋側には転移はないと判断されました（**図1c**）．

- 手術では，大腿骨側のステムはセメント固定し，臼蓋側は通常の人工関節を用いました（**図2**）．術後すぐに荷重歩行を許可し，リハビリテーションを進め，術後1ヵ月でT字杖歩行可能となりました．切除標本に基づく病理診断の結果から外来通院で内分泌療法（ホルモン療法）＋分子標的薬による治療を継続しました．術後3年の時点で外来治療を継続中です．

メッセージ&ヒント

◇ 本症例のように，がんの治療が終わり経過観察も終わり，患者本人が治ったつもりになってから骨転移という形でがんが再発することがあります．骨転移が原因で動けなくなってしまえば，がん治療を受けることができません．もし移動能力を再獲得できれば，全身治療を行うことが可能となり，生命予後の延長にもつながります．

◇ 骨転移切除後の人工股関節置換術の脱臼率は6%ほどとされています．近年の人工関節の発展により改善していますが，通常の人工関節置換よりも脱臼しやすくリスクが高いといわざるをえません．より大きな径（できれば32mm）の骨頭を選択する，dual mobility linerを用いるなどの工夫が望まれます．

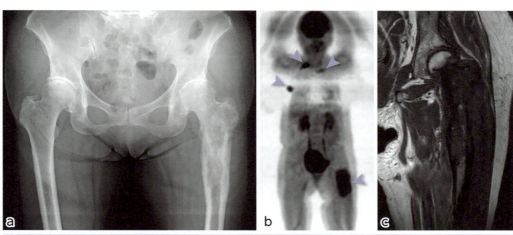

図1 乳がん術後10年の画像所見
a：両股関節単純X線正面像
b：FDG-PET．矢頭は骨転移とリンパ節転移を示しています．
c：T1強調冠状断像

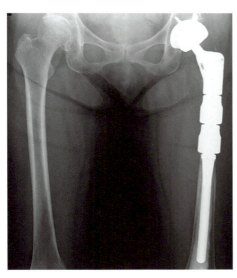

図2 mega-prosthesisを用いた左人工股関節全置換術後の単純X線像

整形外科での手術

Case 26 患肢温存を希望する患者への自家骨移植

> ### POINT
> - 腎細胞がんの単発あるいはオリゴ転移では，病変を切除あるいは搔爬することにより局所制御率がよくなり，生命予後改善にもつながる可能性があります．そのため，腎細胞がんの単発転移は切除可能であれば切除して再建するのが一般的です．
> - 上腕骨骨幹部や脛骨骨幹部，脛骨遠位など，インプラントによる再建が困難な場合，本邦では同種骨の供給が非常に限られていることから，多くの場合自家骨移植が選択されます．

50歳台男性，脛骨遠位腎細胞がん，単発骨転移

- 6年前に左腎細胞がんに対して左腎摘出の手術を受けました．再発転移なく経過していましたが，9ヵ月前に右足関節内側の痛みを自覚し，痛みは徐々に悪化し，近医を受診しました．
- 右下腿に拍動性を伴う腫脹があり，安静時痛，運動時痛，荷重時痛を伴っていました．画像検査と既往から，脛骨遠位腎細胞がん単発転移であることがわかりました（**図1**）．
- 下腿切断も検討しましたが，本人に強い患肢温存希望があるため，患肢温存の手術を行う方針としました．
- 手術では，脛骨遠位9cmを一塊として切除し，前脛骨動静脈をドナーとして同側腓骨骨幹部を血管柄つきで脛骨欠損部に移植しました．距腿関節のみを固定し，距骨下関節は温存しました（**図2**）．
- 後療法はPTB装具を作成し，約1年かけて荷重を増やしました．術後14ヵ月までにすべての骨接合部は骨癒合しました（**図3**）．
- 術後3ヵ月で職場復帰し，術後4年まで再発転移なく経過しています．

メッセージ&ヒント

- ◇ 生物学的再建は骨癒合までの間に安静度の制限を要することから，予想される生命予後が長い症例に限定して選択されるべきです（「Case 23. 骨盤荷重部に対する人工関節全置換術」[➡p136]と同様です）．
- ◇ 足関節固定としては，踵骨までを逆行性髄内釘などで固定するほうが簡易ですが，足関節の動きがわるくなり患者満足度は低くなります．
- ◇ 足関節面を含む脛骨遠位を切除した後の再建は，同側または対側の腓骨を一重ではなく二重にして再建し，距骨下関節を残すのが最良です．

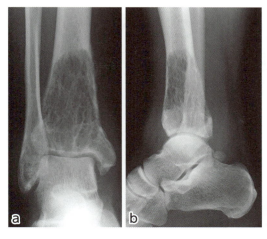

図1 術前単純X線像
a：正面像，b：側面像

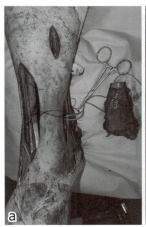
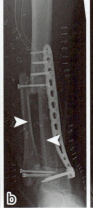
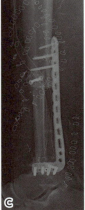

図2 術中写真および術後単純X線像
a： 術中写真（腫瘍切除後）
b： 正面像．腓骨遠位は in situ で用い，腓骨骨幹部を血管柄付きで遊離移植して，荷重に耐えうるように腓骨を二重にしました（矢頭）．
c： 側面像

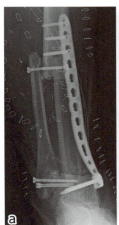
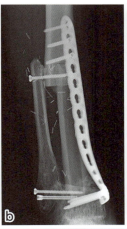
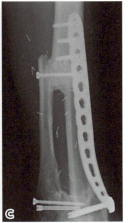

図3 術後単純X線正面像の推移
a：術直後，b：術後8ヵ月，c：術後14ヵ月
術後8ヵ月までにすべての骨接合部で骨癒合傾向が確認され，14ヵ月までに骨癒合しました．

■ 整形外科での手術

Case 27 骨梁間型骨転移では骨髄がん症に注意が必要
手術の判断は慎重に

── POINT ──

- 整形外科では骨転移患者に対しても積極的に手術を行う姿勢が求められます.
- 骨梁間型骨転移患者は骨髄がん症を発症している可能性があります.
- 骨髄がん症を合併している患者に対する手術は出血のコントロールが難しく, 播種性血管内凝固（DIC）を発症するリスクが高いとされています.
- DICを発症した場合の致死率は高く, 手術の判断は慎重に行う必要があります.

■ 50歳台男性, 去勢抵抗性前立腺がんstage Ⅳ, 脊椎病的骨折

- 前立腺がんは去勢抵抗性であり, ホルモン療法も化学療法も効かない状態でした. しかし, MSI-highであることが確認され, 免疫チェックポイント阻害薬の使用が検討されていました.

- 手術1ヵ月前に腰痛および両下肢痛を自覚しました. 手術2日前に立位が困難になり, 泌尿器科へ入院しました. 手術当日に両下肢の筋力低下が出現し, 当科へ紹介されました.

- 下肢MMTは腸腰筋2/5, 大腿四頭筋2/2, 前脛骨筋0/2, 長母指伸筋1/3, 腓腹筋4/5と低下し, 立位はできませんでした. 膀胱直腸障害があり, 尿閉でした. 血液検査では血小板や凝固系に異常はありませんでした.

- 単純MRIでTh10とL2の椎体に骨転移による病的骨折がありました（**図1**）. 破綻した椎体後壁の骨片が脊柱管内へ突出し, 脊髄および馬尾神経を圧迫していました. T1強調像では撮像範囲のすべての椎体が低信号を呈しており, 骨髄がん症を疑う所見でした.

- 免疫チェックポイント阻害薬の使用で生命予後の延長が期待できましたが, performance status (PS) の低下した状態では原発巣の治療が行えません. 骨髄がん症を疑う所見がありましたが, 血液検査で異常はありませんでした. 麻痺の改善の可能性と出血リスクを検討し, 患者本人の希望と合わせて, 手術の方針としました.

- しかし, 手術開始当初から出血のコントロールが難しく, 約3時間の手術で3,000mL以上の出血がありました. さらに, 手術翌日の未明に両下肢が完全麻痺になり, 硬膜外血腫と診断しました. 緊急で血腫除去術を行いましたが, 麻痺の改善はなく, best supportive care (BSC) の方針とし, 車いすで自宅へ退院としました.

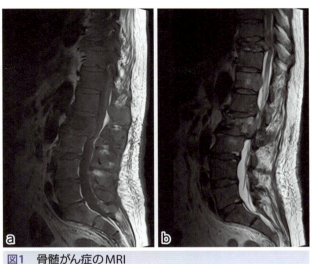

図1 骨髄がん症のMRI
a：T1強調像，b：T2強調像

メッセージ&ヒント

- 骨転移による脊髄麻痺や四肢病的骨折でPSの低下したがん患者は原発巣の治療が受けられなくなり，生命予後が短縮します．整形外科ではがん患者に対して積極的に手術を行う姿勢が求められます．
- 脊椎転移の約1/3を占める骨梁間型骨転移を有するがん患者は骨髄がん症になっている可能性があります．骨髄がん症は，胃がんが90％以上を占め，前立腺がんは少ないとされています．平均生存期間は3.1ヵ月とされ，DICを発症した場合の死亡率は95％です[➡p190]．
- 骨髄がん症患者への手術は相対的禁忌であり，手術の判断は慎重に行う必要があります．

■ 整形外科での手術

Case 28 乳がん脊椎転移不全脊髄損傷
→術後3日目に肺塞栓症

―― POINT ――

- 血栓塞栓症は，がんのために生じた緊急対応を必要とする病態「オンコロジックエマージェンシー」の一つです．
- がん患者では，がんの増殖に伴う低酸素状態や炎症状態，転移の機序と関連して，凝固・線溶系に異常を生じやすくなります．抗がん薬や分子標的薬，免疫チェックポイント阻害薬により血管障害が引き起こされる場合もあり，血栓傾向を助長します．さらに手術後は，疼痛や体力低下などにより離床が進まなかったり，静脈の圧迫や血流障害を生じやすかったりするため，血栓塞栓症のリスクは非常に高くなります．
- がん患者の外科手術における静脈血栓塞栓症の予防として，早期離床が最も重要であるとされています．予防的治療として抗凝固薬の使用※，弾性ストッキングやフットポンプの使用が条件付きで提案されています．

■ 50歳台女性，未治療乳がんの多発骨転移

- 乳がんの抗がん薬治療を外来通院で受けていました．2週間前に腰痛が出現し徐々に悪化したため，主治医から整形外科に紹介されました．画像検査から多発脊椎転移と腰椎病的骨折が判明し，自宅での生活が困難であることから同日緊急入院となりました．

- 入院日の血液検査では，Dダイマーは1.5μg/mL（正常値：0.0〜1.0μg/mL）であり，それほど高くありませんでした．入院日までは自宅内では歩行できていたため，血液検査の結果と合わせて血栓症の可能性は低いと考えられました．入院後，弾性ストッキングを装着し，すぐに手術を行い早期に離床を目指す方針となりました．

- 入院2日後に脊椎後方固定術を受け，翌日から離床しました．術後3日目のリハビリテーション中に急に呼吸困難となり，肺塞栓症が疑われました．造影CT検査（**図1**）により，肺塞栓症・下肢静脈血栓症と診断され，下大静脈フィルター（**図2**）を設置して抗凝固療法を行い，これらは軽快しました．

メッセージ＆ヒント

- Dダイマーは急性肺血栓塞栓症に対する感度が高く，有用なスクリーニング検査です．担がん患者では常に血栓塞栓症の可能性を念頭に置く必要があります．歩行はできていても臥床傾向にある場合などは，血栓症を積極的に疑い，下肢静脈超音波や造影CT検査で術前にスクリーニングを行うのが望ましいと考えられます．
- ※抗凝固薬の使用は，人工関節を用いた場合，股関節骨折手術の場合，これまでに静脈血栓症や肺塞栓症の既往があり再発抑制に用いる場合にのみ保険適用です．

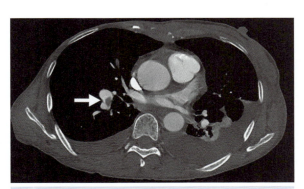

図1 造影CT

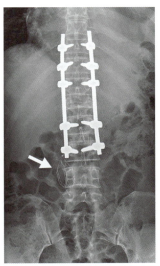

図2 単純X線胸腰椎以降部正面像
矢印は下大静脈フィルターを示しています.

Chapter 1	Chapter 2	Chapter 3

■ 整形外科での手術

Case 29 QODを感じた病的骨折
どこで，どのように人生を終えるか

― POINT ―

● QOD(quality of death/dying)という概念がコロナ禍で注目されました．「人生・生活の質」であるQOL(quality of life)に対し，QODは「どこで，どのように人生を終えるか」という「人生の終末の質」という概念です．
● QODは患者本人だけのものではなく，家族や友人など遺される周囲の方々のものでもあります．
● 骨転移診療の方針は予想される生命予後に基づいて決定されますが，QODの概念は治療方針の選択を大きく変える可能性があります．
● 骨転移の治療方針が生命予後にかかわらず，患者そして家族のQODを大きく変えることに留意しなければなりません．

70歳台男性，膵がんstage Ⅳ，左大腿骨転子下病的骨折

● 膵がんは多臓器に転移し，予後は2ヵ月と宣告されていました．骨折直前まで臨床医として病院に勤務し診療を行っていましたが，残された時間を小さな子どもと過ごすことを決意し，退職して自宅療養を開始しました．自宅療養を開始した直後に，図1に示すような左大腿骨転子下骨折を発症しました．

● すぐに勤務していた病院に救急搬送されましたが，予後を考慮し，病的骨折の手術は選択されませんでした．転子下骨折は手術による固定が実施されなければ，歩行・移動ができないばかりか，寝返りなどの体動も困難です．それに加えて，入院生活を余儀なくされ，当時はコロナ禍であったため病院では面会制限が厳格で家族が面会することもできません．つまり，人生の最期を病室で動けないまま，孤独に迎えることになるのです．

● この状況に家族が絶望し，手術の可能性を模索して他の医療機関に相談したことで，翌日に手術実施可能な病院に転送されました．転院翌日に内固定術（図2）を受け，直後より疼痛は消失し，移動可能となりました．術後6日で自宅退院し，帰宅後15日目に自宅で亡くなりました．

● 短い期間ではありましたが，人生最期の時間を幼い子どもを含む家族とともに過ごすことができ，そして家族全員が自宅で看取ることができたことの意義は，患者本人そして家族にとって大きかったのではないでしょうか．

メッセージ＆ヒント

◇ QODの概念は治療法選択の基準を変える可能性があります．実際の治療選択にあたっては，がん治療の担当医のみならず，さまざまな医療職が関わって，生命予後の期間だけではなく，家族や周囲の環境まで含めた全人的な検討が求められます．
◇ やみくもに積極的な治療法が推奨されるのではなく，リスクを説明したうえで，患者に選択してもらうことを考慮すべきといえます．

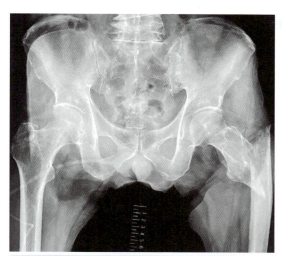

図1 左大腿骨転子下病的骨折

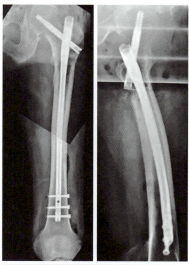

図2 転子下骨折に対する内固定術

■ 放射線治療

Case 30 体動時痛や神経障害性疼痛は 放射線治療の得意分野

― POINT ―
- 放射線治療はがん性疼痛全般に対し適応となりますが，鎮痛薬と比較して体動時痛や神経障害性疼痛に強いのが特長とされます．
- 単回照射で最大限の効果があることが示されており，比較的長期予後が見込める患者に対しても単回照射が適応となります．
- 脊椎圧迫骨折により脊椎の不安定性をきたしている場合の体動時痛には，固定術を優先する場合もあります．

40歳台女性，luminal-HER2タイプの乳がん，骨・肝転移

- 当科紹介時のperformance status (PS)（ECOG）は2であり，移動には車いすを使用していました．腰部正中と左側の2ヵ所に性状の異なる疼痛があり，体動や立位・座位で疼痛の増悪を認めました．NRS 6．オキシコドン注射薬60mg/日を使用中でした．MRIにて胸椎，腰椎に多発骨転移を認め（図1），Th10/11では圧迫骨折を認めました．
- 下位胸椎〜腰痛転移に起因する体動時痛および神経障害性疼痛と考え，8Gy単回照射での緩和照射を施行しました（図2）．緩和照射後からデキサメタゾンが開始されました．
- 緩和照射1ヵ月後時点で疼痛とADLの著明な改善を認め，独歩での移動が可能となりました．
- 緩和照射4ヵ月後時点で疼痛が消失しました（PS 0）．オキシコドン50mg/日を使用中でした．

メッセージ&ヒント

- 単回照射は分割照射と比較して奏効期間が短いわけではありません．
- 単回照射をうまく活用することで，骨転移患者の就労支援や施設間連携（放射線治療設備を有さない施設の患者が転院することなく外来通院で放射線治療を受けられる）に貢献することができます．

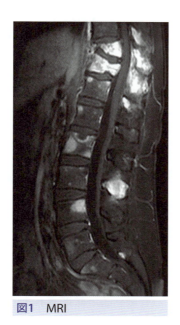

図1 MRI

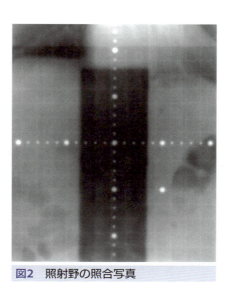

図2 照射野の照合写真

Chapter 1   Chapter 2   **Chapter 3**

■ 放射線治療

Case 31 脊髄圧迫に対する放射線治療

POINT

- 脊髄圧迫に対しては可及的早期の治療介入が推奨されますが，発症から時間が経過しても治療適応がなくなるわけではありません．
- 脊髄圧迫に対して手術（＋術後照射）と放射線治療のどちらを選択するかに関しては，多診療科で協議して決定することが望まれます．
- ステロイドの併用にて機能予後が改善することが証明されています．

70歳台男性

- 当科紹介の13日前から歩行不能となりました．
- CT，MRIにてTh10およびL1の骨転移に起因する脊髄圧迫と診断されました（**図1**）．PSA 5,246ng/mLであり，前立腺がんが疑われました．
- 当科紹介時点のMMTは右下肢2/5，左下肢0/5でした．臍部以下の感覚消失，膀胱直腸障害を認めました．
- 紹介同日に整形外科と放射線治療科で協議し，放射線治療の方針となりました．同日から脊髄圧迫症状の改善目的にTh10，L1に緩和照射4Gy×5回を施行しました．同日からデキサメタゾン16mg/日で開始し，2週間かけて漸減（2～3日おきに16→8→4→2→1mg）しました．また，放射線治療終了時点から内分泌療法が開始されました．
- 放射線治療開始6ヵ月時点で，両下肢筋力は2/5程度まで改善しましたが，歩行は不能でした．感覚は正常に回復しました．膀胱直腸障害は改善を認めていませんが，車いすを使用して通院治療が継続できています．

メッセージ＆ヒント

◇ 脊髄圧迫に対しては多診療科（とくに放射線治療科と整形外科）で迅速に協議して治療方針を決定する必要があります．普段からキャンサーボード（CB）などを通じて診療科間で気軽に相談できる関係性を構築しておくことが重要です．

◇ ステロイドの併用も重要です．デキサメタゾンを16mg/日で開始し，2～3日ごとに漸減して2週間で終了する方法が推奨されます．

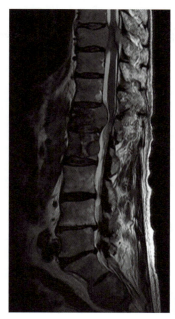
図1 MRI

Chapter 1 　 Chapter 2 　 **Chapter 3**

■ インターベンショナル・ラジオロジー（IVR）

Case 32 第12胸椎転移による動作時痛に対する動脈塞栓術

--- POINT ---
● 動脈塞栓術は，安静時痛や動作時痛に即効性があります．
● 安静時痛と動作時痛の強さに乖離がある場合，鎮痛剤の用量調整では対応が難しいことがあります．
● 即効性を期待してIVRを先行しても他の治療との競合が少なく有用です．

50歳台男性，肺がんによる胸椎（Th12）骨転移

● 右上葉肺がんに対して化学療法を行ったものの，PDとなりbest supportive care（BSC）へ方針転換となりました．2ヵ月前より背部痛が現れ，1ヵ月前に急激に悪化しました．3週間前からは寝たきりとなっています．

● CT所見でTh12椎体に濃度上昇と小さな骨折線が認められ（**図1**），骨転移と診断されています．さらに骨転移やリンパ節転移があり，原発巣は増大しています．

● 疼痛は，安静時にはNRS 0〜1でほぼないものの，少し体を動かすと出現し，動作時にはNRS 8〜10と強い痛みを感じます．そのため，トイレに歩くことができず，ベッド上での排泄を余儀なくされています．痛みは局所に限られ，放散痛は認められません．脊髄症状もみられません．

● オピオイドは導入されていますが，主に動作時の痛みが強く，オピオイドを増量しても効果がありません．

● 全身状態は保たれており，意識も清明です．採血で軽度の貧血が認められるものの，他の臓器機能は良好です．現病の進行はあるものの，数ヵ月の予後が見込まれます．

● 患者の希望は「とにかく痛くて動けない．家の中だけでも動けるようになりたい」とのことでした．

● 動脈塞栓術の適応と判断し，施行しました（**図2**）．治療翌日にはトイレまで歩行可能（歩行時NRS 1〜2）となり，術後3日目には疼痛はほぼ消失しました．有害事象は認められませんでした．

メッセージ&ヒント

◇ 動脈塞栓術は局所の疼痛制御に優れた方法です．
◇ オピオイドなどで制御困難な疼痛に対して即効性が期待でき，動作時痛にも有効です．
◇ 他の治療法との併用が可能であり，放射線治療や薬物治療の前後いつでも検討してよいと思われます．
◇ 脊椎病変を対象とするときは脊髄動脈の有無に注意が必要です．

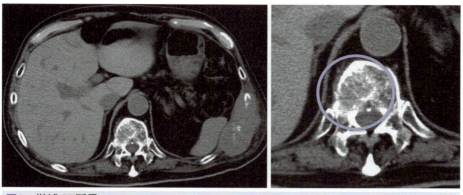

図1 単純CT所見
Th12胸椎の椎体右側を中心に淡い濃度上昇（○）が認められます．

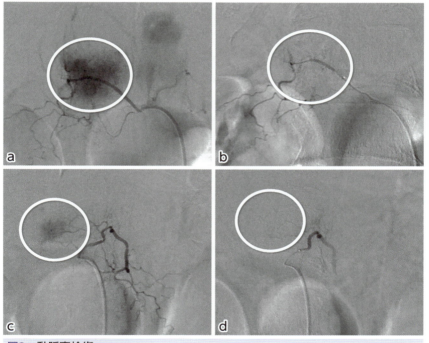

図2 動脈塞栓術
右鼠径部から5Frロングシースを挿入しました．
- a：5Frコブラ型カテーテルで右肋下動脈を選択し造影したところ，腫瘍濃染が認められました（○）．
- b：球状塞栓物質（エンボスフィア®300〜500μm・0.24mL，50倍希釈）を用いて塞栓し，腫瘍濃染の消失を確認しました（○）．
- c：同様に左肋下動脈を選択し造影しましたが，こちらからも腫瘍濃染が認められました（○）．
- d：球状塞栓物質（エンボスフィア®300〜500μm・0.04mL，50倍希釈）で塞栓し，腫瘍濃染の消失を確認しました（○）．

| Chapter 1 | Chapter 2 | Chapter 3 |

■ インターベンショナル・ラジオロジー（IVR）

Case 33 多発腰椎転移の疼痛に対する動脈塞栓術

POINT
● 動脈塞栓術は同時に複数箇所の治療が可能です．
● 病変が複数ある場合は，疼痛の原因となっている部位のみを治療するのが望ましいです．造影による局所の熱感と疼痛部位の一致が参考になります．
● 動脈塞栓術による除痛効果の持続性に関するデータはないため，他の治療と併用するのが望ましいです．

50歳台男性，尿路上皮がん，腰椎直接浸潤

● 1ヵ月前に腰痛が現れ，徐々に悪化したため精査したところ，左側の浸潤性尿路上皮がん・後腹膜浸潤・椎体直接浸潤と診断されました．

● CT所見で腎から連続する境界不明瞭な後腹膜の濃度上昇と椎体の皮質破壊が確認され，椎間孔にも腫瘍の進展が認められました（**図1**）.

● 疼痛は腰部正中からやや左側で，安静時はNRS 3前後の持続痛があり，立位や座位を保持すると数分でNRS 8程度まで増悪します．臥位では痛みの増悪はみられませんが，動作時の突出痛はなく，日常生活動作は何とか可能ですが，苦痛を伴っています．疼痛は局所に限られ，放散痛や脊髄症状は認められません．

● 疼痛は急速に悪化し，3日前に腰椎に対し単回の緩和照射（8Gy）が施行されましたが，オピオイドの増量では疼痛コントロールができず，傾眠が出現し増量が難しい状態です．

● 全身状態は保たれており，傾眠はあるものの認知機能は正常で，軽度の貧血と腎機能の悪化（Cr 1.7 mg/dL，eGFR 38 mL/分）があることから造影剤の減量が必要です．

● 患者本人の希望は「疼痛の悪化を抑え，日常生活を維持したい」とのことでした．

● 動脈塞栓術の適応と判断しました（**図2**）. 治療翌日から座位保持に伴う疼痛の増悪が軽減し，3日後には座位・立位ともに疼痛の増悪がほぼなくなりました．安静時の痛みは残ったため，オピオイドの用量調整を行い，自宅退院後も治療を継続することとなりました．

メッセージ＆ヒント

◇ 動脈塞栓術は造影による局所の熱感を頼りに治療すべき部位を選択するのは有用な方法と考えられます（**図2**）. これにより，確実に効果を出しつつ，有害事象を最小限に抑えることにつながります．

◇ 複数の椎体や骨盤骨などの大きな病変でも治療できます．オピオイドなどで制御困難な多発骨転移の疼痛緩和に有効です．

◇ 化学療法，放射線照射などの他の治療法と時期を選ばず併用でき，除痛効果の持続，安定化につなげることができます．

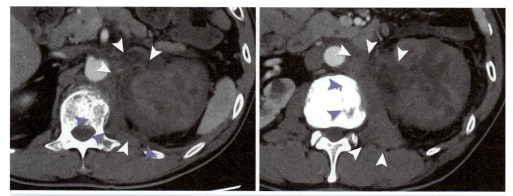

図1 造影CT所見
左腎から腸腰筋や椎体に直接浸潤する境界不明瞭な腫瘤が認められます．

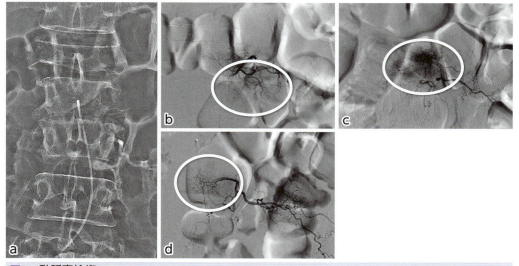

図2 動脈塞栓術
a：椎体正面全体像．右鼠径より5Frシースを挿入しました．
b～d：順に左第1～3腰動脈（○は腫瘍濃染）．両側の第1～4腰動脈を造影して造影剤による局所の灼熱感が疼痛の部位と一致するかどうかを確認しました．灼熱感と疼痛の部位が一致した左第1～3腰動脈に対し，球状塞栓物質（エンボスフィア®300～500μm，20倍希釈）で塞栓しました（手技時間45分）．

■ インターベンショナル・ラジオロジー（IVR）

Case 34 放射線照射歴のある部位の骨転移に対するRFA

POINT

- ラジオ波焼灼術（RFA）は，ラジオ波電流を患部組織に流し，抵抗体により生じる発熱（ジュール熱）によって腫瘍細胞を死滅させます．
- 2022年に保険適用が拡大され，標準治療に不応・不適の骨悪性腫瘍，四肢・胸腔内に生じた軟部腫瘍にも適応となりました．
- RFAには皮膚の熱傷や神経損傷などのリスクがあります．十分な経験をもった資格取得者により行われる必要があります．

70歳台女性，腎盂がん，骨盤骨転移

- 5年前に子宮体がん再発に対して，全骨盤への放射線照射を受けました．1年前に右腎盂がんが見つかり腎摘手術を受けました．1ヵ月前に両殿部痛を自覚するようになり，痛みは増悪しました．画像検査により右仙椎転移と左腸骨転移が判明し，右仙椎転移による右S2神経根障害と左腸骨転移が両殿部痛の原因と考えられました（**図1**）．

- 5年前の放射線照射歴があることから，十分な線量を用いた放射線の追加照射ができないため，右仙椎転移は腫瘍掻爬＋神経剥離＋術後4Gy×5回の放射線照射，左腸骨転移はRFAによる治療を選択しました（**図2**）．術後速やかに疼痛は消失しました．外来で腎盂がんに対する薬物療法とデノスマブ治療を継続し，1年間新たな転移の出現はなく，生活も自立しています．

メッセージ＆ヒント

- RFAは放射線治療抵抗性のがん種の骨転移や，放射線照射後の骨転移再燃がよい適応と考えられます．
- 神経が近接する場合は神経損傷が問題となるため，温存したい神経が近接していないことが適用の条件となります．犠牲にしても機能的損失が少ない場合（肋間神経など）は，あえて神経ごと焼灼して除痛を優先することもあります．
- Chapter 1-16[➡p25] で紹介したように，手術と組み合わせることで効果が増し，骨転移治療の新たな選択肢として注目されています．今後のさらなる活用が見込まれます．

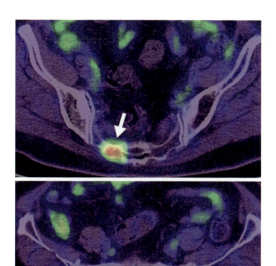

図1 骨転移判明時のFDG-PET所見
矢印はそれぞれ右仙椎転移と左腸骨転移を示しています．

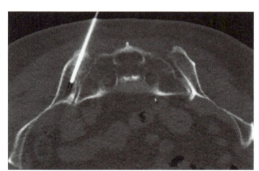

図2 左腸骨転移に対するRFA手技中のCT所見
CTガイド下に標的病変までドリリングした後に，電極針を病変まで刺入しています．

緩和ケア

Case 35 骨転移痛に対するオピオイド治療
安静時痛と体動時痛を区別する

POINT

- 骨転移による安静時痛の多くは，オピオイドを十分増量することで鎮痛が可能です．一方，体動時痛に対して定時オピオイドを漫然と増量すると，過量による眠気やせん妄を惹起する可能性があります．
- 安静時痛であっても神経障害性疼痛が問題となっていないかの確認が重要です．神経障害性疼痛に対してオピオイドは効果が得られにくいばかりか，レスキュー薬を使用しているからといって定時オピオイドを増量すると過量投与になる可能性があるためです．
- 1ヵ所の骨転移が複数箇所の痛みに及ぶことがあり，場所ごとに痛みの種類が異なることがあります．必ず痛みのある箇所をすべて確認し，場所ごとに痛みの種類［安静時痛，体動時痛，骨転移痛（体性痛），神経障害性疼痛］を確認しましょう．
- 痛みの種類に加えて，痛みの誘発因子（体動，姿勢）と軽減因子（姿勢，温める）を確認し，リハビリテーションやケアを行いましょう．

60歳台男性，痔瘻がん術後，骨盤骨転移

- 8年前に痔瘻がんにて肛門部切除，人工肛門造設術，放射線治療が行われました．3ヵ月ほど前から強い殿部痛のため，ほとんど寝たきりになり，25%の体重減少をきたしました．家では殿部痛のため右側臥位で過ごしていたため，右腸骨領域に1度の褥瘡もみられました．
- 画像検査（図1）にて骨盤骨への腫瘍浸潤がみられ，生検の結果，痔瘻がんの再発と診断されました．
- 入院時，定時薬としてヒドロモルフォン徐放製剤6mg，レスキュー薬としてヒドロモルフォン速放製剤1mgを1日5～6回使用していましたが，痛みの強さはNRS 8，レスキュー薬を使用してもNRS 7までしか下がらず，痛みのため夜も眠れないとのことでした．
- そのため，定時薬のヒドロモルフォンが12mg/日に増量されました．ところが，当日の夜から「今日は話し合いがあるから，着替えて帰らなくちゃ」などと話し，ベッド上で落ち着きがなくなり，朝になると傾眠傾向とせん妄となりました．
- 翌日，定時薬のヒドロモルフォンを6mg/日に戻したところ速やかに意識は清明となり，疼痛治療目的で緩和ケアチームに依頼となりました．
- 痛みを評価したところ，右側臥位では殿部痛はなく，仰臥位になるとNRS 5に増強しますが，最も痛みがあるのは右下腿～足底，右大腿後面にかけてで，「冷たい，ビリビリした痛み」（NRS 8）ということでした．同部の触覚は5/10の感覚鈍麻とともにアロディニアを伴っており，L5～S2のデルマトームに一致する神経障害性疼痛と診断しました．
- 殿部痛に対しては除圧ベッドへの変更を行い，下腿～足の痛みに対しては温罨法を行いました．その結果，仰臥位での痛みはNRS 0となり，下腿の痛みもNRS 6とレスキュー薬よりも効果がみられました．

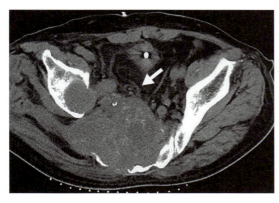

図1 入院時CT
骨盤内に仙骨，右腸骨・右臼蓋に骨溶解を伴った骨外への病変の進展を認めます（矢印）．

- 下腿の神経障害性疼痛に対しては鎮痛補助薬としてミロガバリンを導入しました．その夜から良眠することができ，3日ごとに最大量の30 mg/日まで増量，さらにメマンチンを追加し，20 mg/日まで増量することでNRS 0〜2に軽減しました．40度以上の頭部挙上で痛みが出現して坐位になれないため，廃用予防のリハビリテーションを開始しました．
- その後，放射線照射により坐位でも痛みは生じなくなり，放射線照射から1ヵ月後，車いすで自宅へ退院することができました．

メッセージ&ヒント

◇ 骨転移では体動や坐位などの一定の姿勢が痛みを誘発することがあります．このような場合には，薬剤だけではなく適切な介護用品やポジショニングを行うことが治療となります．加えて，放射線治療，IVR，外科的治療の可能性も検討します．
◇ 神経障害性疼痛で「冷たい」と表現される痛みの性状の場合には，温罨法が効果的です．鎮痛補助薬とともに，軽減因子をケアに活かすとよいでしょう．

緩和ケア

Case 36 脊椎転移による神経障害性疼痛に対する鎮痛補助薬またはメサドンによる治療

POINT

- 骨転移痛には，薬物療法を含めた集学的な治療が必要です．なかでも痛みに対する薬物療法は，全身状態や余命にもかかわらず施行でき，また専門家でなくても行える最も汎用性の高い治療法です．
- しかし，骨転移による神経障害性疼痛や体動時痛などは，通常のオピオイドだけでは鎮痛を得ることが難しく，このような難治性疼痛にメサドンが有用であることが経験されます．
- メサドンは流通管理医薬品であるため，医師は所定の手続きを経たうえで処方することができますが，実際の使用にはがん性疼痛治療に関する知識や経験が必要です．
- 難治性疼痛が予測される場合には，早めに専門家にコンサルトすることが大切です．

50歳台後半女性，乳がん術後再発，肺転移（在宅酸素療法），肝・脊椎転移

- 外来にて抗がん薬治療を継続中でしたが，肩周囲の痛みが強くなり，肩凝りと思って様子をみていたものの，痛みが激しくなり，右上肢のしびれも出現したため，臨時受診しました．画像検査の結果，頚椎から胸椎にかけての脊椎転移によるものと診断されました（図1）．
- オンコロジックエマージェンシーとして緊急入院となり，即日よりC4〜Th2にかけて放射線治療が開始され（5Gy×4回），整形外科によりフィラデルフィア装具が処方されました．
- 入院時よりNSAIDsおよびヒドロモルフォン持続皮下注にてオピオイドが開始となりましたが，痛みが強く，夜間は唸り声が廊下に漏れるほどでした．睡眠薬としてフルニトラゼパムを投与したところ，せん妄となった経緯もありました．放射線治療が終了した翌日，疼痛治療目的で緩和ケアチームに依頼となりました．
- 痛みは，主に右肩〜右上腕伸側（Th2のデルマトーム）の灼けるような痛みで，日中はNRS 6，坐位や夜間はNRS 10と増強し，レスキューを使用すると痛みは半分程度の強さに軽減するものの，眠気が強くなるとのことでした．痛みの場所に一致して感覚鈍麻を認め，右上肢全体にMMT 4−程度の筋力低下を認めました．
- ヒドロモルフォン注射は，経口モルヒネ換算70mg/日相当の投与量でした．そのほか，化学療法誘発性末梢神経障害に対してミロガバリン30mg/日も継続して投与されていました．
- 退院後に抗がん薬治療を再開する予定が立てられており，早期の鎮痛による退院が期待されての紹介でした．
- 心電図にてQT延長などの異常のないことを確認し，メサドン1回5mg，1日3回を開始し，同時にヒドロモルフォンは中止しました．その晩から，痛みなく良眠できるようになり，メサドン開始2日目は，NRS 4と半減した一方，眠気が軽度増強し，3日目には，痛みはNRS 1程度となるとともに眠気が強くなり不快となったため，メサドンを1日2回に

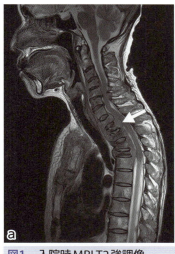
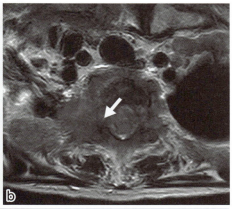

図1 入院時MRI T2強調像
a：矢状断像，b：水平断像（Th2レベル）
頸椎～胸椎転移，Th2の骨折，右神経根障害が認められます（矢印）．

減量しました．その後，痛みも眠気も自制内で安定しました．
- 端坐位でも痛みの出現はなくなったため，リハビリテーションにより車いす移乗も自立し，緊急入院から1ヵ月ほどで車いすのADLにて自宅に退院しました．

メッセージ＆ヒント

- メサドンには，オピオイド作用だけではなく，NMDA受容体拮抗作用，セロトニン・ノルアドレナリン再取り込み阻害作用もあることがわかっています．難治性疼痛に対する頼もしい切り札といった位置づけです．
- メサドンは経口薬しかないことから，難治性疼痛が予測されたら早めに，比較的体力が維持されている時期に導入するのが使用のコツです．
- メサドンは，モルヒネ，ヒドロモルフォン，オキシコドン，フェンタニルなどの強オピオイドで痛みをマネジメントできない場合に，これらの強オピオイドからの切り替えとして使用されます．経口モルヒネ換算60 mg/日以上の患者に使用できます．

緩和ケア

Case 37 脊椎転移における安静度
予後予測と骨転移以外の症状を検討して

> ### POINT
> - 骨転移において安静度を決める際には，局所の不安定性だけではなく，益と害のバランスを検討することが求められます．
> - 安静にすることの益とは，病的骨折や麻痺のリスクの低減であり，害には身体的・精神的なストレスや廃用症候群が含まれます．安静が，かえって痛みの増悪，不眠につながり，また便秘から食欲不振，悪心など身体的な苦痛の原因になることもあります．
> - 患者に対してなぜその安静度が必要なのか，十分な説明が必要です．患者の協力が得られるような話し合いやストレスに配慮した継続的なケアも大切です．
> - 予後が長い場合には，治療により局所の改善が見込めることが多いので，骨折や麻痺のリスクが低減するまでの間，安静度を設定することは意義が大きいといえます．
> - 予後が短い場合は，結果的に局所の改善は得られにくいため，患者の希望や価値観を確認し，患者の意向を最大限に尊重して安静度を設定することが重要です．そのためには，チームでの予後予測を含めた話し合いが必要です．

50歳台後半男性，上咽頭がん，多発骨転移

- 1年前に多発骨転移による痛みで発症し，症状のあるTh11と骨盤骨に各々30Gyの放射線照射が行われました．その後は，外来で抗がん薬治療，骨修飾薬（BMA）の投与とともに整形外科による併診が行われていました．
- がん性胸水，肝転移が急速に進行し，体幹の痛みと両下肢の感覚鈍麻が出現し，2〜3日前からは両下肢の麻痺が出現したため，緊急入院となりました．
- 入院時は，Th6〜7レベルの帯状の締めつけられるような痛み（NRS 8），Th6以下の感覚鈍麻（8/10），両下肢の筋力低下（MMT 4−）が認められました．画像では，Th6/7レベルでの硬膜外腫瘍が認められ，責任病巣と考えられました（**図1**）．
- Th6/7への放射線治療の開始とともに，痛みに対して緩和ケアチームに依頼となりました．
- 整形外科からは，安静度は「頭部挙上30度まで，トイレに限り車いす移動可」とされていました．
- 患者はまた，残された時間で工務店経営の残務整理をしたいという希望がありました．30度までの同一姿勢ではかえって全身の筋肉が凝るように痛くなること，安静度を変えてほしいことの訴えが聞かれました．
- 安静時の呼吸困難や悪液質による食欲不振もあり，血液検査データも不良なため，PaPスコアは6.5〜8.5点程度で，週単位の余命と予測されました．
- 安静時痛に対しては，オピオイド注射の迅速なタイトレーションとともに神経障害性疼痛に対してはケタミンを同時に開始することで，安静時痛，発作痛とも当日中に鎮痛され，残る同一姿勢による痛みは，整形外科と協議し，疼痛内フリーの安静度に変更になりました．
- 工務店の引き継ぎも行うことができ，1ヵ月後に永眠されました．

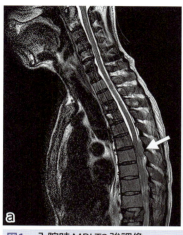
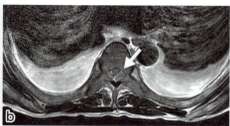

図1　入院時MRI T2強調像
a：矢状断像，b：水平断像
Th6/7レベルで硬膜外腫瘍が認められます（矢印）.

メッセージ&ヒント

- 安静度に限らず，患者や家族の意向を反映した医療を提供するためには予後予測は欠かせません．がん患者の予後予測として，国際的に用いられているものとしてPPI（Palliative Prognostic Index）とPaP（Palliative Prognostic）スコアがあります．PPIは短期的な予後（週単位），PaPスコアは中期的な予後（月単位）を予測します．いずれも診療科，職種にかかわらず簡便に算出できます（表1, 2）．
- 安静度を決める際には，予後予測だけではなく，骨転移以外の症状への配慮も必要です．予後が短い患者では，骨転移以外にも原発巣の痛み，消化器症状，呼吸器症状など複数の身体的苦痛を併せもっていることも多く，厳格な安静度による症状・病態の増悪や精神的ストレス，さらなる廃用症候群による痛みといった害が大きくなることがあります．
- 安静度を設定する場合には，チームでの検討と合意，患者への十分な説明，その後の安静度に対するケアがあってはじめて質の高い骨転移診療といえます．

表1 Palliative Prognostic Index

Palliative Perfor-mance Scale	10〜20	4.0	浮　腫	あり	1.0
	30〜50	2.5		なし	0
	60以上	0	安静時呼吸困難	あり	3.5
経口摂取量※1	著明に減少（数口以下）	2.5		なし	0
	中程度減少（減少しているが数口よりは多い）	1.0	せん妄	あり※2	4.0
	正常	0		なし	0

※1：消化管閉塞のため高カロリー輸液を施行している場合は0点．
※2：原因が薬物単独，臓器障害に伴わないものは含めない．

Palliative Performance Scale					
	起　居	活動と症状	ADL	経口摂取	意識レベル
100	100％起居	正常の活動が可能．症状なし	自立	正常	清明
90		正常の活動が可能．いくらかの症状がある		正常または減少	
80		いくらかの症状はあるが，努力すれば正常の活動が可能			
70	ほとんど起居	何らかの症状があり，通常の仕事や業務が困難			
60		明らかな症状があり，趣味や家事を行うことが困難	時に介助		清明または混乱
50	ほとんど座位か，横たわっている	著明な症状があり，どんな仕事もすることが困難	しばしば介助		
40	ほとんど臥床		ほとんど介助		清明または混乱または傾眠
30	常に臥床		全介助	減少	
20				数口以下	
10				マウスケアのみ	傾眠または昏睡

PPIスコアと予後	
合計得点	予測される予後
6.5以上	予後が3週以内である可能性が高い（感度83％，特異度85％）
4点以上	予後が6週以内（感度79％，特異度77％）

6点より大きい場合，予後が3週以内（陽性的中率80％）．
4点より大きい場合，予後が6週以内（陽性的中率83％）．

［Morita T, et al：Support Care Cancer. 1999；7：128-133 より作成］

表2　Palliative Prognostic スコア

臨床的な予後の予測	1〜2週	8.5	食欲不振	あり	1.5	白血球数(/mm³)	>11,000	1.5
	3〜4週	6.0		なし	0		8,501〜11,000	0.5
	5〜6週	4.5	Karnofsky Performance Scale	10〜20	2.5		≦8,500	0
	7〜10週	2.5		≧30	0	リンパ球(%)	0〜11.9	2.5
	11〜12週	2.5	呼吸困難	あり	1.0		12〜19.9	1.0
	>12週	0		なし	0		≧20	0

Karnofsky Performance Scale			
%	症状，介護の要・不要		予　後
100	普通の生活が可能でとくに介護する必要がない	症状の訴えなし，特別なケアなし	50〜90日
90		通常作業は可能，症状・徴候は軽微	
80		何とか通常の生活が可能	
70	労働はできないが家庭での療養は可能 日常の行動の大部分において介助が必要	仕事や通常の生活は不可能 日常生活は自分でできる	
60		生活の援助が必要 身の回りのことは自分でできる	
50		日常生活の援助と頻回な介護が必要	
40	自分自身のことをすることが不可能で入院療養が必要 疾患が急速に進行していく時期	動けず，適切な医療・介護が必要	8〜50日
30		まったく動けず入院が必要	
20		入院が必要で重症 精力的な治療が必要	7〜16日
10		死期が切迫している状態	

得　点	30日生存確率	生存期間の95%信頼区間
0〜5.5点	>70%	67〜87日
5.6〜11点	30〜70%	28〜39日
11.1〜17.5点	<30%	11〜18日

［Maltoni M, et al：J Pain Symptom Manage. 1999；17：240-247 より作成］

Chapter 3

■ 骨修飾薬（BMA）の使用

Case 38 骨修飾薬（BMA）の有害事象対策と薬剤選択

--- POINT ---

● 乳がん，前立腺がん，肺がん，腎がんおよび多発性骨髄腫では，約半数以上が骨転移による骨関連事象(SRE)を経験します．

● SREのうち骨折は，除痛にNSAIDsやアセトアミノフェン，オピオイドを必要とし，それらの副作用に注意が必要です．

● BMAはSRE発症予防に有効ですが，骨転移の診断後から使用できます．

● BMA適用前には，齲歯や歯周病の治療など口腔内環境を整えておく必要があります．

● BMAとして使用されるデノスマブとゾレドロン酸では，皮下注や点滴静注という投与方法の違いやルーチンのカルシウム・ビタミンD補充の有無など違いがあり，患者の希望に沿った選択も考慮すべきでしょう．

70歳台女性，乳がんstage Ⅳ，多発肝転移，肺転移，腰部骨転移

● 歩行時の振動や加重にてNRS 5の痛みがあります．座位など安静時の痛みはNRS 1～2程度で自制内でした．

● 骨シンチグラフィーにて痛みの原因が骨転移と診断され，ただちにBMAの適用が検討されました．患者は，独居高齢者であり，原疾患以外に高血圧，白内障，糖尿病があり，服薬は9種類のポリファーマシーでした．

● エリブリンによる抗がん薬治療中であり，腎機能が正常なのを確認した後，カルシウムとビタミンDの併用の必要がないゾレドロン酸を点滴静注することにしました．

● 腰部骨転移部への照射は3週間後で，早急な除痛が必要となりました．服薬が多いため，オピオイドとしてはフェンタニルクエン酸塩経皮吸収型製剤（フェントステープ0.5 mg）を開始しました．アセトアミノフェン錠は大きく，錠数が多いため，ジクロフェナクナトリウム経皮吸収型製剤（ジクトルテープ1回2枚）を腰部に貼付することとしました．

● フェントステープ0.5 mg開始3日目の安静時の痛みは，NRS 1程度に軽快しました．体動時の痛みはNRS 4で，突出痛が制御できないときはフェンタニルクエン酸塩（アブストラル舌下錠）にて対処することとしました．

● これらの治療にて薬物療法開始1週間で概ね除痛ができるようになりました．オピオイドによる便通不良はナルデメジントシル酸塩（スインプロイク錠0.2 mg）の併用でコントロール良好でした．

表1 ゾレドロン酸とデノスマブの違い

	ゾレドロン酸	デノスマブ
投与方法	点滴静注（3〜4週ごと）（15分以上かける）	皮下注（4週ごと）
腎障害時の対応	腎機能に応じて段階的に減量（Ccr：30mL/分未満で中止）	減量の必要なし（Ccr：30mL/分未満の重度腎疾患患者および透析の必要な末期腎不全患者は，低カルシウム血症のリスクが高く，対象から除外）
急性期反応	やや多い	少ない
腎機能障害	やや多い	少ない
顎骨壊死	ある	やや多い
	いずれも事前の歯科受診，口腔ケア，抜歯時の休薬が必要	
Ca/VD補充の必要	低カルシウム血症発現時	ルーチンに補充が必要
薬価	11,235円（先発バイアル）5,434〜6,173円（後発品）	45,580円

薬価は2024年4月現在．

メッセージ＆ヒント

◇ 骨転移痛はオピオイドが効きにくいとされます．BMAの除痛にも即効性はありません．したがって，NSAIDsやアセトアミノフェン（時にステロイド）の併用が重要です．本症例のように服薬が多い場合，経皮吸収型で全身作用を期待できる製剤［ジクトルテープやエスフルルビプロフェン・ハッカ油製剤（ロコアテープ；がん性疼痛には保険適用外）］を使用すると，内服薬を増やさず疼痛緩和ができます．

◇ 骨転移痛は，体動時痛を主体とし，安静時に痛みが少ないことが特徴です．オピオイドにより完全な除痛を求めてオピオイドを増量すると，眠気や悪心・嘔吐が増え，行動制限になることが懸念されます[1]．患者が望む除痛の程度，personalized pain goalを目指しましょう．

◇ 乳がんにおけるSRE予防効果は，デノスマブのほうがゾレドロン酸より高いとされます[2]．しかし，その差は適用半年以降からわずかに差が得られる程度です．患者の予後を考慮したBMA選択が重要です（**表1**）．

文献

1) Mercadante S, et al：Optimization of opioid therapy for preventing incident pain associated with bone metastases. J Pain Symptom Manage. 2004；28：505-510.

2) Stopeck AT, et al：Denosumab compared with zoledronic acid for the treatment of bone metastases in patients with advanced breast cancer：a randomized, double-blind study. J Clin Oncol. 2010；28：5132-5139.

骨修飾薬（BMA）の使用

Case 39 デノスマブ単独でも抗腫瘍効果がある

=== POINT ===
- 骨修飾薬（BMA）は，骨関連事象（SRE）発生を抑制する目的で使用されますが，抗腫瘍効果も報告されています．
- 本症例ではデノスマブの投与のみで，肝細胞がん骨転移が縮小・硬化しました．

54歳女性，肝細胞がん，肋骨転移

- 40歳時にB型肝炎，49歳時に肝細胞がんと診断され，系統的亜区域切除が行われました．エンテカビル（抗ウイルス薬）内服のみで，再発転移なく経過していましたが，54歳時にCTにて肝内再発と右11肋骨基部骨転移と診断されました．
- 肋骨転移は1ヵ月間で著明に増大し，骨転移キャンサーボード（CB）にコンサルテーションがありました（**図1a,b**）．
- 肝内病変に対しては肝動脈塞栓術（TAE）が行われ，肋骨転移にはデノスマブ投与を開始しました．
- また，CTのみでは他の骨転移有無の診断が難しいと判断し，骨シンチグラフィーやMRIによるスクリーニングを追加したところ，頸椎2ヵ所，腰椎2ヵ所，右肩甲骨にも転移が見つかりました．切迫骨折，切迫麻痺の病変はなく，疼痛もないため，肋骨転移も含め，局所治療の適応なしと判断しました．
- 他の抗悪性腫瘍薬は使用していませんでしたが，デノスマブ投与開始2ヵ月後に撮像したCTで，肋骨転移は著明に縮小・硬化し（**図1c**），腰椎転移にも骨硬化がみられました．
- デノスマブ投与開始5ヵ月後から半年間，治験としてレンバチニブを投与しましたが（肺アスペルギルスがあり中止），その他の全身治療を行うことなく，デノスマブを月1回2年間，その後2〜3ヵ月ごとに2年間投与を続けました．その結果，再発から4年間はすべての骨転移でSD（stable disease）が維持され（**図1d**），新規病変の出現もありませんでした．その後，造影CTにて脊柱管内病変が見つかり，放射線治療や全身治療が行われています．

メッセージ&ヒント

- 通常は全身治療とBMAを併用したり，局所への放射線治療を併用したりすることが多く，BMAのみの効果を確認できることは少ないと考えられます．
- デノスマブ投与の効果として，SRE発生の抑制は知られていますが，本症例のように骨転移に対する抗腫瘍効果がみられることもあります．

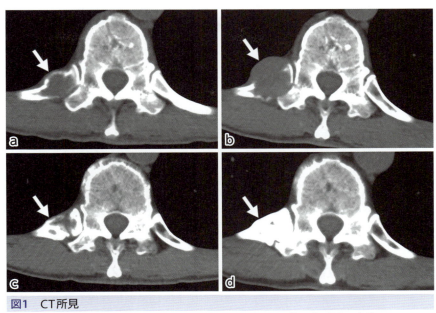

図1 CT所見
a：デノスマブ投与1ヵ月前，b：投与開始時，c：投与2ヵ月後，d：投与4年後

■ 骨修飾薬（BMA）の使用

Case 40 顎骨壊死（ONJ）の2例

POINT

● 骨修飾薬（BMA）製剤使用に伴う顎骨壊死（ONJ）の発症は，口腔衛生不良や，歯周病・根尖病変などの顎骨内感染，不適合義歯の使用などが局所のリスク因子としてあげられます．

● 全身のリスク因子としては，糖尿病や自己免疫疾患，慢性腎不全などのコントロール状態，投与薬剤，感染に対する抵抗性の低下があげられます．

● ONJは難治性と考えられてきましたが，近年では骨露出も含めたすべての症状の消失，すなわち，"治癒"を目標とした積極的な外科切除が考慮されます．

---

①80歳台男性，前立腺がん術後，腸骨転移に対しデノスマブの投与歴あり

● デノスマブの投与開始から1年3ヵ月後に右側上顎臼歯部に疼痛を自覚し，ONJの疑いにて当科を受診しました．

● 右側上顎臼歯部に腐骨露出を認め（**図1a,b**），局所麻酔下に腐骨除去術を施行しました．術後はONJの再燃は認められず，義歯を装着することで常食を摂取しています（**図1c**）.

②80歳台女性，乳がん術後，腰椎転移に対しゾレドロン酸の投与歴あり

● 近在歯科にて重度歯周炎により右側下顎大臼歯を抜歯後に，右側下顎骨周囲に腫脹および自発痛を認めました．抗菌薬を内服するも改善しないため，精査加療目的に当科を受診しました．

● 口腔内に骨露出を認め（**図2a**），画像検査より右側下顎骨に広範な骨破壊像を認めました（**図2b**）. ONJの診断で，下顎区域切除，遊離肩甲骨複合皮弁移植を施行しました（**図2c,d,e**）. 術後はONJの再燃はありませんでした．

メッセージ＆ヒント

◇ BMA使用開始前の歯科医師による口腔内診査が非常に重要です．治療が必要となる場合が多いため，あらかじめ余裕をもって，かかりつけ歯科もしくは病院歯科口腔外科を受診しましょう．

◇ 投与開始後も，定期的な歯科受診による顎骨内感染の予防が大切です．

◇ 患者の状態や希望により根本治療が行えない場合を除き，ONJに対する積極的な外科的治療による治癒が目標となります．

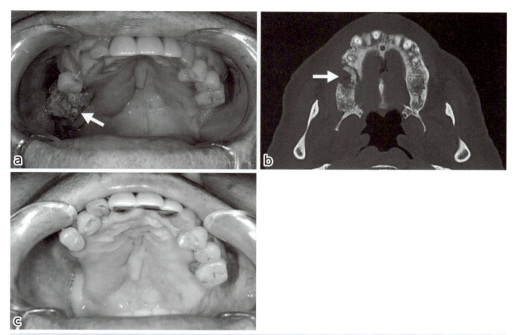

図1　症例①の画像所見

a： 術前の口腔内写真．右側上顎臼歯部に腐骨露出を認めます（矢印）．
b： 術前CT所見．腐骨分離を認めます（矢印）．
c： 腐骨摘出後1年の口腔内写真．

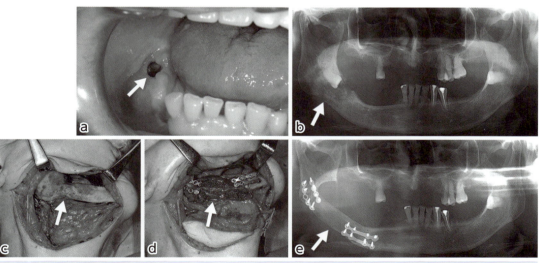

図2　症例②の画像所見

a： 術前の口腔内写真．右側下顎大臼歯部に腐骨を認めます（矢印）．
b： 術前パノラマX線像．右側下顎大臼歯部から下縁に至る骨破壊像を認めます（矢印）．
c： 右側下顎骨は変色しており骨破壊を認めました（矢印）．
d： 肩甲骨をミニプレートにて下顎骨に固定しています（矢印）．
e： 術後パノラマX線像．肩甲骨と下顎骨の骨癒合が得られました（矢印）．

| Chapter 1 | Chapter 2 | Chapter 3 |

■ 肺がん骨転移の薬物療法

Case 41 多発骨転移を認めた肺がん

POINT

● 荷重骨に骨転移を認めた場合には，病的骨折の予防のため手術や放射線治療が検討されます．

● 肺がん stage Ⅳ は一般的に予後不良ですが，遺伝子変異を認めた場合には performance status(PS)不良の症例でも分子標的薬が奏効して PS が改善することがあります．

● 肺がんの治療において分子標的薬や免疫療法の開発が急速に進んでおり，遺伝子変異やPD-L1発現の結果を確認したうえで治療方針を決定する必要があります．

50歳台女性，肺がん，多発脳転移，多発骨転移，左がん性胸膜炎

● 腰痛，左下肢脱力が出現したため前医を受診し，肺がんが疑われたため当院へ紹介となりました．

● 精査を行い肺腺がん，多発脳転移，多発骨転移，左がん性胸膜炎と診断しました（**図1**）．左股関節MRIで左大腿骨頚部から小転子部にかけて骨転移を認め，病的骨折予防のために手術が必要と考えられました（**図2**）．また，頭部MRIでは100ヵ所以上の多発脳転移を認めており，JCS Ⅰ-1の意識障害も出現していました．

● 治療の優先順位を，脳転移，骨転移，がん性胸膜炎の順と判断し，脳転移に対して全脳照射（3Gy×10回），腰椎・仙骨に放射線治療（4Gy×5回）を行いました．

● 肺がんの病理診断が確定し，ただちに複合免疫療法（カルボプラチン，ペメトレキセド，ペムブロリズマブ）を開始しました．抗がん薬治療1コース施行後に左大腿骨観血的骨接合術を行い，ゾレドロン酸の投与を開始しました．

● 手術前日に肺がんの遺伝子検査の結果が判明し，上皮成長因子受容体（*EGFR*）に遺伝子変異（exon 19 deletion）を認めました．手術翌日から抗がん薬を複合免疫療法からEGFRチロシンキナーゼ阻害薬のエルロチニブに変更・開始し，立位訓練からリハビリテーションを開始しました．また，がん性胸膜炎の悪化に伴い呼吸困難が出現したため，胸膜癒着術を施行しました．

● 術後2週間で短距離の歩行が可能となり，入院から約6週間で自宅退院となりました．

● 退院後は徐々にADLが改善し，肺がん発症前まで看護師として勤務していた職場の訪問や，遠方の実家へ帰省するなど，充実した日々を過ごしていましたが，徐々にエルロチニブの効果が得られなくなり，再び病勢が悪化しました．

● 最期はできるだけ在宅で過ごしたいと希望され，退院から約10ヵ月後に自宅で永眠されました．

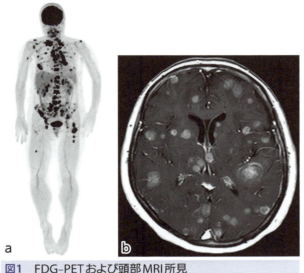

図1 FDG-PETおよび頭部MRI所見
a：FDG-PET，b：頭部ガドリニウム造影T1強調像

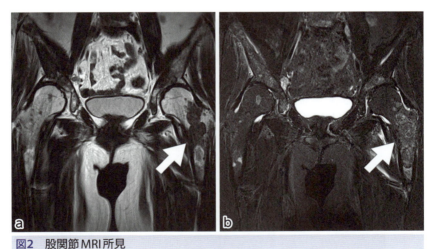

図2 股関節MRI所見
a：股関節T2強調像，b：股関節STIR画像

メッセージ&ヒント

- 肺がんは遺伝子変異の有無によって治療方針・予後が大きく異なるため，遺伝子検査を行うことが重要です．
- 肺がんでは免疫療法が長期奏効する症例もあり，PD-L1の発現レベルによって奏効率が異なります．遺伝子検査だけでなく，PD-L1の発現レベルを確認して免疫療法の適応についても検討する必要があります．
- 非小細胞がんではゾレドロン酸が予後を改善させる可能性が報告されており，積極的な骨関連事象（SRE）の予防が大切と考えられます．
- 肺がんは原発がんのコントロールが改善されつつあり，生命予後の延長が得られるようになりました．これに伴って骨転移への積極的な治療介入を検討すべきです．

■ 肺がん骨転移の薬物療法

Case 42 肺がん大腿骨転移
分子標的薬の驚異的な奏効

> **POINT**
> - 近年，肺がんでは治療開始前にドライバー遺伝子変異や融合遺伝子の有無のスクリーニング検査，PD-L1の発現検査が行われます．
> - 遺伝子変異や融合遺伝子がみられ，分子標的薬治療が行われる症例では，生命予後が大幅に改善しています．代表的なものとして，EGFR遺伝子変異，ALK融合遺伝子などがあげられます．
> - 遺伝子変異や融合遺伝子がみられる場合，分子標的薬投与により，骨転移に対しても著明な効果を期待することができます．

■ 50歳台女性，ALK融合遺伝子陽性肺腺がん，多発脳・骨転移

- 複視から転移性脳腫瘍が疑われ，ALK融合遺伝子陽性肺がんと診断されました．全身のスクリーニング検査で多発骨転移が見つかり，骨転移キャンサーボード（CB）に検討依頼のコンサルテーションがありました．
- CT所見にて，大腿骨骨幹部で後方骨皮質への浸潤が半周程度あり，切迫骨折と判断しました（図1a,b）．ALK陽性肺がんであり，治療効果が期待できるものの，治療中に骨折してADL低下を生じると治療に支障があると判断し，まずは髄内釘手術で骨折を予防することにしました．
- 髄内釘手術の術後は，手術操作が及ぶ範囲に腫瘍細胞が播種すると考え，一般的には侵襲が加わった範囲に放射線治療を行います．しかし，今回はアレクチニブ（ALK阻害薬）の効果が期待できると判断し，術後の放射線治療は行わず，骨修飾薬（BMA）であ

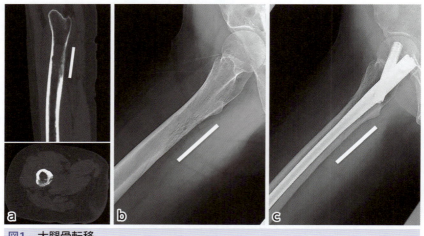

図1 大腿骨転移
a：初診時CT，b：初診時X線像，c：ALK阻害薬投与2.5ヵ月後X線像
（bar：骨転移部位）

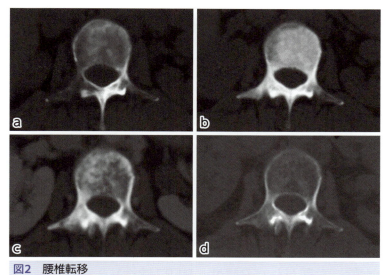

図2　腰椎転移
a：初診時，b：ALK阻害薬投与6ヵ月後，c：10ヵ月後，d：1年9ヵ月後

るデノスマブも投与しませんでした．術後2.5ヵ月時点での大腿骨単純X線では，骨皮質への腫瘍浸潤は消失し，画像上は正常な皮質骨に改善し，その後も悪化はありません（図1c）．経過中，杖を使用せずに疼痛なく歩行できています．

- 腰椎転移は，アレクチニブにより半年後には硬化性の変化がみられました．10ヵ月後には硬化像が薄くなってきており，骨転移の増悪にもみえましたが，他の部位で病勢がコントロールされていたことからリモデリングと判断しました．1年9ヵ月後には，CTでは正常な椎体にみえるようになりました（図2）．
- その後，新規骨転移，副腎転移の出現などがあり，他のALK阻害薬にスイッチし，デノスマブ，放射線治療も併用しながら治療を継続しています．

メッセージ&ヒント

- 未治療の*EGFR*遺伝子変異陽性，*ALK*融合遺伝子陽性肺がんでは，分子標的薬による全身治療が著効することが多いため，切迫麻痺や切迫骨折など一般的には局所治療が必要な骨転移に対しても放射線治療や手術を回避できる可能性があります．主治医と相談し治療効果を予測したうえで，手術や放射線治療の適応を決める必要があります．
- 通常は骨転移に対する治療効果がみられると，骨梁間型，溶骨型，混合型転移では硬化型に変化します．一般的には，治療効果が続いても硬化型のまま維持されることが多いですが，本症例では分子標的薬が著効し，継続して奏効したため，硬化した後にリモデリングが生じ，1年程度で画像上はほぼ正常の骨構造に戻りました．
- 再発した場合には，治療効果で硬化した骨が再度溶骨性の変化を示すことが多いため，リモデリングと再発の鑑別が必要です．全身の病勢と合わせて，治療効果を評価する必要があります．

| Chapter 1 | Chapter 2 | **Chapter 3** |

■ 乳がん骨転移の薬物療法

Case 43 骨転移診断後も経過が長い乳がん
BMAはいつからいつまで投与すべきか

POINT

- BMAは，明らかな溶骨性転移が進行している場合には開始することが推奨されます．
- BMAの副作用として，顎骨壊死や非定型骨折などがあげられ，これらは長期投与によって頻度が上昇するため，骨転移の状況を見極めながら休薬の可能性も検討する必要があります．
- 長期投与している場合(5年以上)には，大腿骨の状況も確認することが重要です．

---

①60歳台女性，右乳がん（ER陽性，HER2陰性）

- 術前化学療法（CAF）の後，右乳房切除，および術後内分泌療法（タモキシフェン→アナストロゾール）を施行しました．
- 術後16年で乳がん多発胸膜転移および多発肝転移が診断され，内分泌療法（アナストロゾール→フルベストラント），化学療法（パクリタキセル＋ベバシズマブ→カペシタビン）を施行しました．
- 3年後にPET-CT（**図1a**）で多発骨転移（胸椎，腰椎，仙椎，仙腸関節，腸骨）が指摘されましたが，歯肉炎治療中であったため，患者の希望により骨修飾薬（BMA）の投与は行いませんでした．その後，内分泌療法＋分子標的治療（レトロゾール＋パルボシクリブ），化学療法（エリブリン→ゲムシタビン），および治験治療を行いました．
- 骨転移診断から4年後にCT（**図1b**）でL3圧迫骨折と仙骨軟部組織増大が指摘され，コルセット装着と緩和的放射線治療により疼痛が改善しました．その後，内分泌療法＋分子標的療法（エキセメスタン＋エベロリムス）を開始し，抜歯後にデノスマブ併用を開始しました．
- 6〜12ヵ月後には疼痛がコントロールされ，骨硬化が認められました（**図1c**）．その後，肝転移が進行したため化学療法（ドセタキセル）に変更しましたが，骨転移はコントロールされています．

②70歳台女性，右乳がん（ER陽性，PgR陽性，HER2 3+）

- 右乳房切除後5年で多発骨転移（**図2a**），多発肝転移，後腹膜リンパ節転移が確認されました．
- 化学療法（パクリタキセル＋トラスツズマブ）とゾレドロン酸を開始し，肝転移・リンパ節転移には部分寛解，骨転移は安定病変と診断されました．その後，トラスツズマブ＋ゾレドロン酸で維持療法を行い，ゾレドロン酸は7年投与した後にいったん休薬しましたが，8年後に疼痛が増悪したため再開しました．
- 13年後に抜歯のためゾレドロン酸を休薬しましたが，15年後に骨転移および肺転移が進行したためゾレドロン酸を再開し，レトロゾール＋トラスツズマブを施行しました．その後，16年目には両側大腿骨の非定型骨折（**図2b**）が発生し，手術により歩行可能と

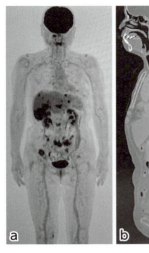
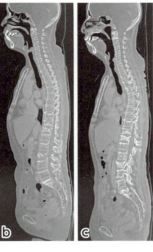

図1 症例①の画像所見
a：骨転移診断時のPET-CT所見
b, c：骨転移悪化時（b），BMA開始1年後（c）のCT所見

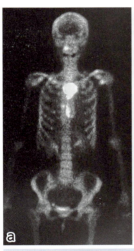
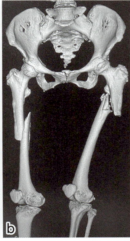
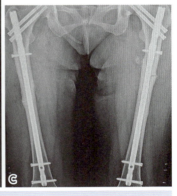

図2 症例②の画像所見
a：骨転移診断時の骨シンチグラフィー
b：両側大腿骨骨折のCT所見
c：術後のX線像

なりました（図2c）．
- その後もレトロゾール＋トラスツズマブで維持療法を続け，18年目には徐々に進行しつつも骨転移はコントロールされています．

メッセージ&ヒント

- 症例①：溶骨性骨転移診断から4年が経過した後にBMAを使用し，骨転移は制御されています．緩和的照射およびコルセット装着によりQOLの低下を防ぎつつコントロールできましたが，溶骨性骨転移が進行した時点でBMAの併用を開始しました．
- 症例②：長期（13年間）にわたりBMAを投与した結果，大腿骨非定型骨折を合併しました．ガイドラインに従って投与を行ったものの，疼痛以外のSREはみられなかったため，大腿骨の状況を確認しつつ積極的な休薬の検討を行うことも考えられました．

乳がん骨転移の薬物療法

Case 44 乳がん骨転移
薬物療法の効果が期待できる

> **POINT**
> - 骨転移で整形外科が相談を受けた場合，まずは骨折や麻痺のリスク，疼痛の原因を評価します．
> - 主治医や放射線治療医は，生命予後，全身治療や局所治療の効果を予測します．
> - 主治医，放射線治療医，整形外科医で，それぞれの見解をもとに相談し，治療戦略を立てる必要があります．
> - 未治療（もしくは未治療に近い状態）の乳がんでは，全身治療が著効することが多いです．

30歳台女性，ホルモン陽性乳がん（ER+, PgR+, HER2−, Ki-67 37％），多発骨転移

- 1年半前，乳がん診断時より多発骨転移がみられたため，TC療法（ドセタキセル＋シクロホスファミド）が行われ，部分奏効（PR）しましたが，その後は標準治療を拒否して受診しなくなりました．
- 今回，頚部や右肩の疼痛が強く起き上がれなくなり，緊急入院となりました．画像精査で頚椎をはじめ多発骨転移が増悪し（図1），骨転移キャンサーボード（CB）に相談がありました．
- CTやMRIで頚椎転移の評価を行ったところ，SINS 17点と頚椎に高度不安定性がありましたが，麻痺はなく，本人は手術を希望しませんでした．乳腺外科と骨転移CBで治療方針を相談し，頚椎転移に対しては放射線治療を行い，全身治療としてタモキシフェンとデノスマブを投与しました．

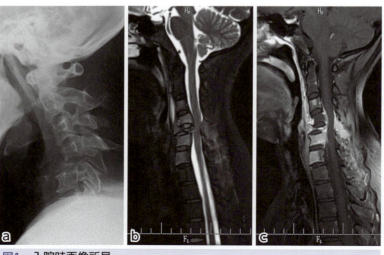

図1 入院時画像所見
a：X線像，b：MRI T2強調像，c：MRIガドリニウム造影所見

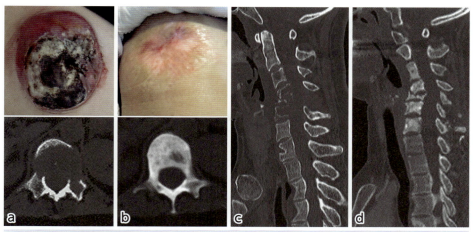

図2 治療前後画像所見
a： 入院時．乳房腫瘤（上段），Th12転移CT所見（下段）
b： カペシタビン投与5ヵ月後．乳房腫瘤（上段），Th12転移CT所見（下段）
c： 入院時頸椎転移CT所見
d： カペシタビン投与5ヵ月後

- しかし，1ヵ月後にTh12転移が増大し，脊柱管内への浸潤がみられました．整形外科としては，局所治療としての放射線治療を提案しましたが，乳腺外科は化学療法に切り替えれば効果がみられるはずとの見解であり，カペシタビン投与のみで経過をみることにしました．その結果，Th12転移は縮小し，ダーメンコルセット，アドフィットUDカラーを装着すれば，ロフストランド杖で歩行可能となり，performance status（PS）2まで改善し，退院しました．
- 5ヵ月後には原発巣は著明に縮小し，骨転移も硬化がみられ（図2），自転車に乗ってポスティングのアルバイトができるほどにADLが改善しました．

メッセージ&ヒント

- 本症例では，1年半の治療拒否があったホルモン陽性乳がん骨転移症例に対して放射線治療と全身治療の組み合わせが著効し，ADLが著明に改善しました．
- Th12転移に対してホルモン療法は無効でしたが，主治医の予測どおり化学療法が著効し，放射線治療を行うことなく改善しました．主治医とよく相談し，全身治療の効果を予測したうえで治療方針を決定することの重要性をあらためて認識しました．
- ホルモン陽性乳がんは，初発時や初回再発時（10年以上経過してから再発する症例も散見されます）は，一般的にホルモン治療や薬物治療の効果がみられることが多いです．
- 筆者の経験からは，ホルモン陽性乳がんの場合，切迫骨折や切迫麻痺病変を早めに見つけることができれば，手術を回避して保存治療のみでADL改善を見込めることが多いと考えています．

| Chapter 1 | Chapter 2 | Chapter 3 |

■ 前立腺がん骨転移の薬物療法

Case 45 新規ホルモン療法，Ra-223，化学療法

POINT

- 転移性前立腺がんは，ホルモン療法が著効することが多く，有症状の骨転移に対しては速やかにホルモン療法を開始することが勧められます．
- ホルモン療法に新規ホルモン剤や化学療法を併用することで，転移性前立腺がんの全生存期間が延長することが証明されています．
- ホルモン療法の効果がなくなった去勢抵抗性前立腺がんでも，未使用の新規ホルモン剤や化学療法，Ra-223※などが有効です（※：骨転移の症例のみ）．

■ 60歳台男性，前立腺がん，多発骨転移

- 左下肢痛を主訴に近医整形外科を受診．腫瘍マーカー PSA が 682.8 ng/mL と著明に高値であったため，前立腺がん骨転移が疑われ当科に紹介されました（**図1**）．
- 骨シンチグラフィーで頭蓋骨，両側肩甲骨，胸骨，脊椎，両側肋骨，骨盤骨などに多発する高集積域を認めました（**図2**）．歩行は可能でしたが左下肢痛としびれを認めたため，ホルモン療法を開始し，左仙腸関節を中心に 3 Gy×10 回の放射線治療を施行しました．
- その後，前立腺生検を施行し，Gleason score 4＋4 の前立腺がんと診断され，ホルモン療法を継続．左下肢痛としびれは改善しましたが，ホルモン療法開始後約1年半で PSA の再上昇を認め，去勢抵抗性前立腺がんとなりました．
- この時点で骨転移以外に転移巣を認めず，持病に心不全があったこともあり，副作用の少ない Ra-223 を投与することとしました．同時に骨関連事象（SRE）を減らすためデノスマブも開始しています．副作用なく月1回，計6回の Ra-223 投与を完遂しました．
- Ra-223 投与中から PSA 値の上昇を認め，新規ホルモン剤であるエンザルタミドを開始しました．エンザルタミド投与後約1年で PSA 値が上昇し，同じく新規ホルモン剤アビラテロンに治療薬を変更しました．
- しかし，アビラテロンの効果はほとんどなく，ドセタキセルを用いた化学療法に加療を変更しました．6コース施行して PSA 値は低下しましたが，心不全が増悪し，best supportive care（BSC）となりました．最終的に前立腺がん骨転移と診断されて約5年，去勢抵抗性前立腺がんとなってから約3年半で逝去されました．

メッセージ＆ヒント

- 通常のホルモン療法は本症例のように1〜2年で効果がなくなるといわれています．最近では，新規ホルモン剤や抗がん薬を最初から加えることで良好な治療成績が証明されているため，ホルモン療法のみで治療を開始するケースは減っています．
- Ra-223 は骨転移に対してのみ有効で，内臓転移のある症例には適応となりません．
- 前立腺がんに対する化学療法としてドセタキセルとカバジタキセルの2剤がありますが，骨髄抑制や消化器症状などが起こるため，高齢者や臓器機能が低下した患者には使用が難しい場合もあります．

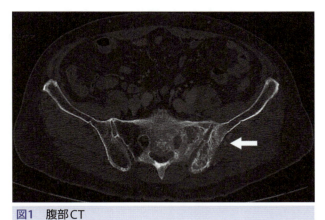

図1　腹部CT
骨条件で仙骨・骨盤に骨転移所見がみられました（矢印）．

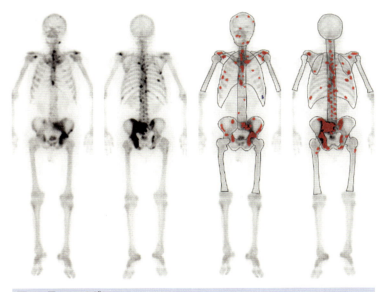

図2　骨シンチグラフィー
骨盤以外に，頭蓋骨，両側肩甲骨，胸骨，脊椎，両側肋骨に多発する高集積が認められました．

前立腺がん骨転移の薬物療法

Case 46 前立腺がん頸椎転移
さまざまな保存的治療で軽快

> **POINT**
> - 脊椎転移においては，全身治療や放射線治療の奏効性，生命予後，脊椎不安定性，脊髄圧迫の有無と神経症状や疼痛に留意しましょう．
> - 各種スコアリングを利用して上記を評価し，外科的治療と保存的治療の適応を検討します．
> - 保存的治療では，薬物投与と放射線治療が主体となりますが，動作指導や装具装着を含めたリハビリテーション治療をどのように進めるかを状況の変化に応じて検討します．

80歳台男性，前立腺がん，頸椎転移

- 項部痛が出現し，近医の整形外科を受診．X線撮影で異常なく，ロキソプロフェンを処方されました．3ヵ月後に疼痛が悪化し，再度整形外科を受診．原発不明がん，頸椎の転移疑いとして当科に紹介されました．
- 疼痛は項部痛が主体で，上肢や後頭部への放散痛ははっきりせず，歩行は可能なものの車いすで来院．活動性は performance status (PS) 3，Frankel/AIS ともに E で神経障害による感覚・運動障害はなく，項部痛でやや体動困難でした．血液生化学検査では軽度の ALP と CRP の上昇以外は異常なく，PSA は 325 ng/mL と高値でした．
- CT では C2 椎体と棘突起を含む後方成分，C3 の椎体に不規則な硬化像を認め，MRI では同部位に低信号変化があり，C2 レベルの脊柱管の狭窄と脊髄の圧迫が認められました（図1）．

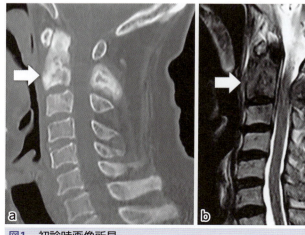

図1 初診時画像所見
a：頸椎CT骨条件矢状断像，b：頸椎MRI T2強調矢状断像

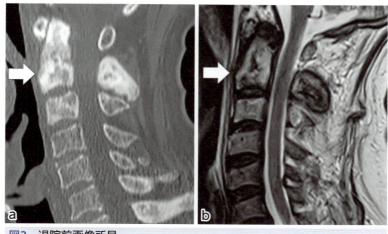

図2 退院前画像所見
a：頚椎CT骨条件矢状断像，b：頚椎MRI T2強調矢状断像
CTでは硬化像が強くなり，MRIでは脊髄圧迫が消失しています．

- 予後予測は新片桐スコアで3点であり，2年生存率が70％程度と比較的予後良好の予測でした．脊椎不安定性を示すSINSは10点，脊髄圧迫の具合を示すESCC/Bilsky scaleは2と，脊髄圧迫がある状況でした．
- 前立腺がんの疑いが濃厚な状態で，合併症は軽度の高血圧程度で，重篤な心疾患や糖尿病はありませんでした．疼痛と切迫麻痺や不安定性だけからは，外科的治療も検討しましたが，年齢と放射線や内分泌治療薬投与の反応が期待できる前立腺がんの骨転移であり，保存的治療で十分対処可能と考えました．
- 食事と投薬のみベッドアップ，それ以外はまずはベッド上安静としました．鎮痛にはヒドロモルフォン4mg/日，レスキューにヒドロモルフォン1mg，アセトアミノフェン2,000mg/日を併用しコントロールしました．誤嚥などが心配される場合は，オピオイドの皮下注を考えてもよいかもしれません．
- 放射線治療は8Gy×1回照射とし，ベッド上で下肢の等尺性筋力訓練と上肢の軽い運動をすぐに開始しました．入院後1週間で内分泌治療も始め，フィラデルフィア装具を装着して，坐位から立位へと練習を開始しました．その後，病棟内の歩行器歩行を見守りで行い，距離を伸ばし，入院から3週間程度で杖歩行練習が可能となりました．5週間で杖歩行にて自宅退院となり（図2），通院治療へ移行しました．

メッセージ＆ヒント

- 前立腺がんでは，保存的治療がよく奏効します．頚椎でこの程度の不安定性，脊髄圧迫があってもほとんど回復可能で，軽度の麻痺があっても回復するケースが多くみられます．
- 他のがんの場合でも，各種スコアリングで予後，不安定性，脊髄圧迫や麻痺の有無などを評価し，外科的治療の適応を検討しましょう．
- 保存的治療を行う場合，安静度がベッド上であっても等尺性筋力訓練などのリハビリテーション治療を開始し，誤嚥や排泄，褥瘡への注意，装具や転倒への対処などの細かい配慮を可能な範囲で行うことが勧められます．

| Chapter 1 | Chapter 2 | Chapter 3 |

■ 多発性骨髄腫の薬物療法

Case 47 多発性骨髄腫に対する集学的治療

─── POINT ───
- 脊髄圧迫はオンコロジックエマージェンシーとしての早急な対応が必要です.
- 多発性骨髄腫の骨病変に対して，ビスホスホネート製剤とデノスマブは骨関連事象（SRE）に有効です.
- 高カルシウム血症には，大量補液，ビスホスホネート製剤などの早急な対応が必要です.

60歳台女性，多発性骨髄腫IgGκ型stageⅢ，多発脊椎骨病変

- 背部痛，腰痛を主訴に近医整形外科を受診しました．画像検査では多発する脊椎骨病変がありました（**図1**）．とくにTh10〜11レベルでの右椎間孔狭窄，L3〜4レベルの硬膜嚢への圧迫と左椎間孔狭窄があり，脊髄圧迫が危惧されたため，緊急入院となりました.

- 血液検査では貧血，血清総蛋白高値，軽度の腎機能障害を認め，PET-CTにて頭蓋骨，両側肋骨，椎体に多発のpunched out lesionを認めました．骨髄検査で大小不同の形質細胞が30％ほどあり，多発性骨髄腫IgGκ型，stageⅢと診断しました.

- 入院当日に放射線治療科医と整形外科医に相談し，同日よりTh10とL3の病変に脊髄圧迫回避を目的とした放射線照射（1.8Gy×20回）を施行しました．これにより疼痛は著明に改善し，照射後の画像検査では骨病変の著明な縮小を認め，麻痺は回避されました．なお，脊髄圧迫による完全麻痺が不可逆的になるまでの時間は24〜48時間といわれています.

- また，デノスマブ導入前に歯科・口腔外科にコンサルテーションを行いました．患者は定期的に近くの歯科を受診していましたが，抜歯の必要な歯牙が2本あり，翌日に抜歯を施行しました．抜歯創の改善を3週間待ってデノスマブを導入しました.

- 歯科治療は，顎骨壊死のリスク軽減のほか，自家末梢血幹細胞移植をはじめとする骨髄腫治療における感染リスクを軽減させます.

- 本症例は，放射線治療とデノスマブ導入後，多発性骨髄腫に対する標準治療であるBLd療法（ボルテゾミブ，レナリドミド，低用量デキサメタゾン）による寛解導入療法を行いました．完全寛解後に自家末梢血幹細胞移植を施行し，維持療法を継続しています.

- 自家末梢血幹細胞移植は，あらかじめ自分自身の造血幹細胞を採取し，抗がん薬の大量治療後に，採取しておいた造血幹細胞を輸注します．大量の抗がん薬治療は，全身状態が良好でないと合併症や有害事象に耐えられないため，高齢者やperformance status（PS）不良の方には適応となりません．本症例も，脊髄圧迫による麻痺でPSが低下したら，自家末梢血幹細胞移植を施行できなかったかもしれません.

- 近年，多発性骨髄腫に対してもCAR-T療法や二重特異性抗体が保険適用となっています．しかし，これらの治療にもサイトカイン放出症候群などの重篤な有害事象を伴う場合があります．そのため，できるだけPSを良好に保つことが治療の成功や生存期間の延長につながる重要なポイントとなります.

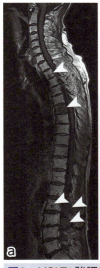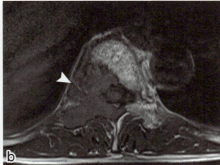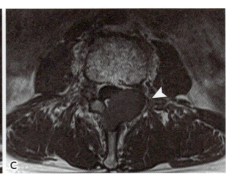

図1　MRI T1強調像
a：矢頭のほかにも，骨髄腫病変として多くの低信号域がみられます．
b：Th10〜11レベル．
c：L3〜4レベル．

> **メッセージ&ヒント**
> ◇ 多発性骨髄腫における脊髄圧迫に対しては，オンコロジックエマージェンシーとして早急に対応します．PSを悪化させないことがその後の治療適応と予後改善に重要です．
> ◇ 骨修飾薬（BMA）導入の際には，まず歯科・口腔外科を受診して顎骨壊死のリスクなどを評価をします．抜歯適応となる歯牙があれば積極的介入を検討します．

Chapter 1　Chapter 2　**Chapter 3**

■ 多発性骨髄腫の薬物療法

Case 48 骨髄腫臼蓋病変でも薬物療法で歩行可能に

POINT

- 未治療の多発性骨髄腫や悪性リンパ腫などの血液疾患では，薬物療法が著効することが多く，月単位かかりますが骨形成が生じて，手術や放射線治療などが不要となることがあります．
- がん種によっても薬物療法の効果は異なりますので，期待される薬物療法の効果を主治医とディスカッションすることは重要です．
- 予想される予後が比較的長く，年単位の場合，免荷などの制限を月単位で行ったとしても，手術や放射線を回避できることは患者にとってメリットとなります．むしろ，予後が半年程度であった場合は，骨形成を待っている時間がないので早期の手術に踏み切ったほうがよいという考え方もあるでしょう．

■ 50歳台男性，多発性骨髄腫，右臼蓋転移

- 右股関節痛を主訴に整形外科外来に紹介され受診しました．X線で右臼蓋に大きな骨透亮像（**図1**）があり，臼蓋骨折，中心性脱臼のリスクがありました．採血とCT検査で多発性骨髄腫の可能性がきわめて高いと考えられ，同日緊急入院も提案しましたが，会社の管理職で，急な欠勤はできないと拒否され，両松葉杖での右下肢完全免荷を指示し，外来の廊下で練習してもらいました．
- 仕事の引き継ぎを終えた患者は，その後血液内科の診察を受け，多発性骨髄腫の診断となり，化学療法導入となりました．治療が奏効し，徐々に骨形成がみられたため，放射線や手術・IVRなどの追加治療はせず，痛みに応じて少しずつ部分荷重を許可しました．治療中は血液内科医師とも連携しながら，整形外科の定期受診が途切れないよう注意しました．
- 治療開始半年後には欠損した骨皮質が全周性に骨形成（**図2**）したため，左手でT字杖をついて歩行することを許可しました．自家末梢血幹細胞移植後，再発なく経過し，休職していた職場にも復帰し，定年まで勤めあげました．維持療法を行った後に現在は経過観察中で，独歩可能，小走りも可能になっています．

メッセージ＆ヒント

- ◇ 多発性骨髄腫は，疼痛を主訴に整形外科を初診するケースがとても多い疾患です．
- ◇ 骨折のリスクがあると判断し，免荷の指示をすることは非常に重要ですが，免荷の指示を出しっ放しにしないよう気をつけましょう．リスクの再評価をせずに患者がいつのまにか荷重していたり，免荷の必要性がなくなってもいつまでも免荷の指示を守っていたりすることが多々あります．
- ◇ 免荷の必要性は整形外科医の指示を仰ぐようにし，整形外科医は免荷の指示を出したら責任をもってその後フォローし，それ以降の免荷の必要性や荷重可否の再検討を必ず行ってください．

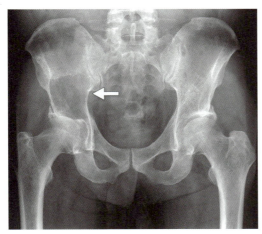

図1 右臼蓋の骨透亮像

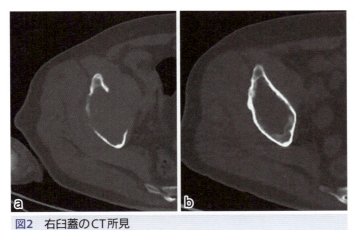

図2 右臼蓋のCT所見
a：治療前，b：治療開始6ヵ月後

Chapter 1 \ Chapter 2 / **Chapter 3**

■ 骨髄がん症

Case 49 骨髄がん症を呈する多発骨転移

―――― POINT ――――
- 骨髄がん症の正確な定義はありませんが，がん細胞が骨梁間でびまん性に増殖する病態で，骨転移が多発します．
- 骨髄がん症では骨髄の造血機能の低下や播種性血管内凝固（DIC）を呈することがあります．
- 骨髄がん症はまれですが（1.5%），予後はきわめて不良です（2〜6ヵ月）．骨髄機能が低下し，抗がん薬投与が困難なケースが多いですが，奏効すれば生存期間を延長できます．

① 50歳台男性，胃がん（未分化がん，印環細胞がん），多発骨転移

- 胸椎，腰椎，肋骨などの多発骨転移（骨シンチグラフィーで122個）を有し（**図1a**），がん性腹水と左水腎症を呈していました（**図1b**）．検査データはPlt 4.8万/μL，Hb 6.4g/dL，FDP 182μg/mL，Dダイマー 79μg/mL，DIC score（旧厚労省）7点で，DICと判定されました．
- 濃厚赤血球輸液2単位×3日間，血小板輸血10単位×1日，遺伝子組換えトロンボモジュリン製剤（rTM）380U/kg/日を4日間投与し，同時に毎週パクリタキセル療法（45〜80mg/m²）を開始しました．
- DICは改善しましたが，CEAが上昇し，次コースからS1（40mg/m²，朝夕2回，14日間）＋ドセタキセル（33mg/m²）に変更し，腹水は著明に減少しました．4ヵ月後に増悪しましたが，Pltは4.5ヵ月間10万/μL以上を維持しました．
- 160日目に永眠されました．この間，骨修飾薬（BMA）はゾレドロン酸，塩酸モルヒネやフェンタニルパッチなどのオピオイド，カルシウム製剤を使用しました．

② 30歳台男性，胃がん（低分化腺がん），多発骨転移

- 体動時の前胸部痛を主訴に整形外科を受診しました．血清ALP高値［1,710U/L（正常値：106〜322）］のため骨疾患が疑われ，脊椎，肋骨，骨盤骨，胸骨，大腿骨，上腕骨などにCTで溶骨性変化を，骨シンチグラフィーで集積を認めました（**図2**）．
- Pltが5日間で15.8万/μLから10.9万/μLと減少傾向であり，骨髄がん症からのDIC発症を危惧し，早期にS1＋シスプラチン（120mg/日，60mg/m²）およびデノスマブを導入しました．また，カルシウム製剤やオキシコドン（経口）を併用しました．血小板数は回復し，職場復帰するなど病勢は制御されていましたが，約1年後に永眠されました．

メッセージ＆ヒント

- ◇ 骨髄がん症やDIC合併症例でも，抗がん薬が奏効する場合においては病勢進行を抑制し，延命効果が得られることがあります（**表1**）．
- ◇ とくにDIC合併の場合はrTMやアンチトロンビン製剤の使用を考慮します．

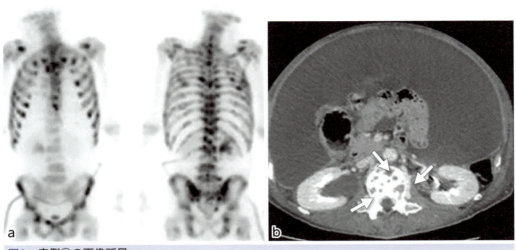

図1 症例①の画像所見
a：骨シンチグラフィー
b：腹部CT．大量腹水と腰椎の骨転移を認める（矢印）．

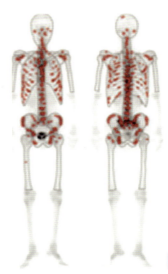

図2 症例②の画像所見

表1 当院における骨髄がん症を呈した進行胃がんの治療成績

症 例	組織型	骨転移数/DIC	治療/最良効果	生存期間（日）
50歳台男性	p+s	122/(+)	S+D/PR	160
50歳台女性	p	67/(−)	S+D/PR	246
70歳台男性	t+p+s	82/(+)	PTX/PD	30
30歳台男性	p	141/(−)	S+Pt/PR	412
20歳台男性	p+s	36/(+)	S/PD	31

t：高分化腺がん，p：低分化腺がん，s：印鑑細胞がん
S：S1，D：ドセタキセル，PTX：パクリタキセル，Pt：シスプラチン

［Shimazu K, et al：World J Gastroenterol. 2016；22：6083-6088 より引用］

索 引

欧 文

ADL（日常生活動作）　13, 50
AORIF 変法手術　25
ASIA機能障害尺度　17
best supportive care（BSC）　144, 154, 182
BMA（骨修飾薬）　35, 37, 83, 168, 170
CRAB症状　46
de-escalation　36
DIC（播種性血管内凝固）　20, 48, 144, 190
double bag sign　92
DWIBS法　46
ESCC scale　17
Functional Independence Measure（FIM）　59
gelatinous bone marrow　94
Harrington 変法手術　25, 136
Jonsen 4分割表　12
KTプレート　137
Mirelsスコア　17, 68
Palliative Prognostic Index　166
Palliative Prognosticスコア　167
Payneの式　3
PTB免荷装具　78
pubic osteolysis　96
QOL（生活の質）　50
quality of death/dying（QOD）　148
SAPHO症候群　98
Spinal Instability Neoplastic Score（SINS）　17, 57

和 文

あ行

アドバンス・ケア・プラニング　11
アロディニア　81
安静時痛　160
意思決定支援　11
遺伝子組み換えトロンボモジュリン製剤　48
遺伝子検査　4
遺伝子診断　100
運動器管理　114
運動麻痺　22
運動療法　13
エンド・オブ・ライフ・ディスカッション　11

オピオイド鎮痛薬　33, 85, 160
オンコロジックエマージェンシー　6, 10, 146, 162, 186

か行

介護保険　14, 20, 120
画像検査　55
顎骨壊死　36, 37, 39, 169, 172
カテーテル　72
カフパンピング　5
感覚鈍麻　81
寛骨臼骨転移　25, 136
患肢温存　142
キャンサーボード　3, 11, 106, 108
胸椎転移　6, 122
胸腰仙椎装具　79
距骨転移　112
クライオアブレーション　74
頚胸椎装具　79
形態診断　4
頚椎装具　78
頚椎転移　184
経皮的椎体形成術　64
外科的複合術　128
血管塞栓術　☞動脈塞栓術
原発不明がん　3
抗凝固薬　146
口腔衛生管理　38
骨関連事象（SRE）　3, 35, 40, 50, 54, 168
骨髄がん症　20, 48, 144
骨髄腫臼蓋病変　188
骨セメント治療／セメント充填　31, 126, 128
骨粗鬆症　8
骨転移再発　140
骨梁間型骨転移　108, 144
コルセット　27, 79, 116
コンパニオン診断　4, 100

さ行

自家末梢血幹細胞移植　116
次世代シークエンサー　4
集学的治療　186
周術期マネジメント　20
術後内分泌療法　178
術後リハビリテーション　27

術前化学療法　178
腫瘍脊椎骨全摘術　66, 122
掌蹠膿疱症性脊椎炎　98
食思不振症　94
侵害受容性疼痛　81
新片桐スコア　17, 58
腎機能障害　35, 84, 169
神経障害性疼痛　81, 150, 162
人工関節置換術　23, 136
人工股関節全置換　140
人工骨幹　71, 134
人工骨頭置換術　23, 132
深部静脈血栓症　20
髄内釘固定術　69
スカートガード跳ね上げ式の車いす　80
スタイマンピン　137
脆弱性骨折　8, 96, 102
脊髄圧迫　152
脊髄麻痺　22
脊椎後方固定術　62
脊椎後方除圧術　60
脊椎転移　5, 22, 92
説明のつかない痛み　2
セメント充填　☞骨セメント治療
造影剤アレルギー　64
装具　15, 78, 112, 142
ゾレドロン酸水和物　83

た行

帯状疱疹後神経痛　81
体性痛　81
大腿骨近位部骨転移　24
大腿骨転移　110, 176
体動時痛　150, 160
多職種カンファレンス　106
多発骨転移　114, 130, 174, 190
多発性骨髄腫　46, 116
多発腰椎転移　156
弾性ストッキング　146
長管骨転移　23, 27, 68
鎮痛補助薬　88, 162
鎮痛薬　33, 85
追加照射　30
痛覚変調性疼痛　82
低カルシウム血症　36
デノスマブ　83, 170
動作時痛　154
等尺性筋力訓練　5

糖尿病性神経障害　81
動脈塞栓術/血管塞栓術　72, 154, 156
突出痛　34

な行

内臓痛　81
ナルデメジン　85

は行

排尿・排便管理　14
背部痛　5
破骨細胞　102
バリアフリー　20
非オピオイド鎮痛薬　33, 85
病的骨折　8
病理検査　4
病理診断　100
ファンクショナルブレース　78
フットポンプ　146
プレート固定術　70
プロステーシス　71
プロトンポンプ阻害薬　85
分子標的薬　176
変形性脊椎症　104
放射線治療　29, 77, 150, 152
歩行障害　22
ホルモン療法　182

ま行

メサドン　162
免疫染色　4

や行

夜間の痛み　2
薬剤関連顎骨壊死（MRONJ）　37, 39
有害事象対策　168
有痛性骨転移　31
溶骨性骨転移　25
腰椎椎弓切除術　104
腰部脊柱管狭窄　104

ら行

ラジオ波焼灼術（RFA）　31, 74, 158
リクライニング・ティルト式車いす　80
リハビリテーション　13
リフター　80, 120
臨床倫理4分割表　106

骨転移診療プラクティス＆ケースファイル──実践知とケースで臨床力をアップしよう！

2025年3月20日　発行	編集者　柴田浩行，河野博隆，髙木辰哉
	発行者　小立健太
	発行所　株式会社　南 江 堂
	☎113-8410 東京都文京区本郷三丁目42番6号
	☎(出版)03-3811-7198 （営業)03-3811-7239
	ホームページ https://www.nankodo.co.jp/
	印刷・製本 三報社印刷

Bone Metastasis : Practice & Case Files
© Nankodo Co., Ltd., 2025

定価は表紙に表示してあります．
落丁・乱丁の場合はお取り替えいたします．
ご意見・お問い合わせはホームページまでお寄せください．

Printed and Bound in Japan
ISBN978-4-524-21089-3

本書の無断複製を禁じます．
JCOPY 〈出版者著作権管理機構 委託出版物〉
本書の無断複製は，著作権法上での例外を除き禁じられています．複製される場合は，そのつど事前に，
出版者著作権管理機構 (TEL 03-5244-5088，FAX 03-5244-5089，e-mail: info@jcopy.or.jp) の許諾を
得てください．

本書の複製（複写，スキャン，デジタルデータ化等）を無許諾で行う行為は，著作権法上での限られ
た例外（「私的使用のための複製」等）を除き禁じられています．大学，病院，企業等の内部において，
業務上使用する目的で上記の行為を行うことは私的使用には該当せず違法です．また私的使用であっ
ても，代行業者等の第三者に依頼して上記の行為を行うことは違法です．

南江堂　好評書籍のご案内

日本臨床腫瘍学会編集による、がんの骨転移における診療ガイドラインの改訂版

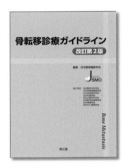

骨転移診療ガイドライン（改訂第2版）

関係する専門家により初版の内容をブラッシュアップし、ほぼ倍増となる48のClinical Questionとしてまとめた．初版に引き続き、骨転移の病態・診断・治療・ケアについて要点を整理しているほか、今回の改訂では特に、外科治療やリハビリテーション医療など、積極的な介入について提示している．

編集　日本臨床腫瘍学会

A4判・164頁　2022.12.
ISBN978-4-524-23191-1
定価3,300円（本体3,000円＋税10%）

2年ごとの改訂で，進歩の著しいがん薬物療法について最新の情報を提供！

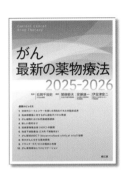

がん最新の薬物療法 2025-2026

巻頭トピックスでは、がん遺伝子パネル検査の進歩，新しい標的分子，ドラッグ・ラグ/ドラッグ・ロスなど、話題性の高いテーマを取り上げた．各論では新たに承認された薬剤，治療の進歩が大きいがん種や臓器横断的薬物療法，副作用対策における新知見について解説．

監修　石岡千加史

B5判・280頁　2025.3.
ISBN978-4-524-21145-6
定価9,350円（本体8,500円＋税10%）

外来がん薬物療法における多職種チーム医療が丸ごと学べる一冊！

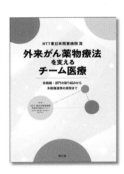

NTT東日本関東病院流　外来がん薬物療法を支えるチーム医療
各職種・部門の取り組みから多職種連携の実際まで

患者・家族に必要な各職種のアプローチを解説したうえで、代表的な有害事象に対して多職種が実際にどのように連携していくか、症例を挙げてチャートで提示．外来がん薬物療法を支える具体的な対応が実感をもって身につく．

編集
NTT東日本関東病院 外来化学療法センター，メディカルオンコロジーセンター

B5判・168頁　2024.2.
ISBN978-4-524-20477-9
定価3,960円（本体3,600円＋税10%）

がん薬物療法を行う上で知っておくべき知識を網羅した，専門医テキスト

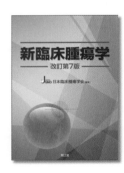

新臨床腫瘍学（改訂第7版）

各がん種・薬剤の要点を掲載し，基礎から実践までを幅広く解説．がん種別の標準治療のアップデートや新規薬剤の追加のほか、コンパニオン診断，ゲノム薬理学，CAR-T，患者-医療者コミュニケーションの項目を新設するなど、この3年で確立した知見を盛り込んだ．

編集　日本臨床腫瘍学会

B5判・816頁　2024.2.
ISBN978-4-524-20426-7
定価17,600円（本体16,000円＋税10%）

日々直面する問題・疑問に答えた，"今"の緩和ケアの現場で"本当に使える"実際書

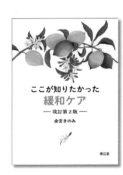

ここが知りたかった緩和ケア（改訂第3版）

意外に知られていない薬剤の使い方やケアのコツを、各項目冒頭の「概念図」でつかみ、その場で教えてもらっているようなわかりやすい解説が大好評．今版では新しい便秘治療薬，睡眠薬，鎮痛補助薬や悪液質の新薬のほか、前版からの臨床上の進歩を盛り込んだ．

著　余宮きのみ

A5判・344頁　2023.7.
ISBN978-4-524-20666-7
定価3,190円（本体2,900円＋税10%）

診断・治療・リハビリテーションなど，脊椎転移診療のすべてを網羅

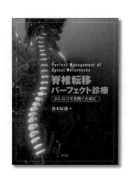

脊椎転移パーフェクト診療
がんロコモを防ぐために

単なる診断・治療本ではなく，診療体制に応じたアプローチの方法や脊椎転移に併存する疾患の診療、原発巣を治療する各種がん専門医による整形外科医へのメッセージも収載し、状況に応じた診療のノウハウが分かる．

編集　髙木辰哉

B5判・272頁　2020.8.
ISBN978-4-524-22604-7
定価6,380円（本体5,800円＋税10%）

南江堂　〒113-8410　東京都文京区本郷三丁目 42-6　（営業）TEL 03-3811-7239　FAX 03-3811-7230